Gabriele Kehr, Werner Köpp
Übertragungsfokussierte Psychotherapie
mit schwer gestörten Jugendlichen

Therapie & Beratung

Gabriele Kehr, Werner Köpp

# Übertragungsfokussierte Psychotherapie mit schwer gestörten Jugendlichen

## Therapiebegleitende Arbeit mit Eltern und Betreuungseinrichtungen

Mit einem Beitrag von Irma Gleiss

Psychosozial-Verlag

Bibliografische Information der Deutschen Nationalbibliothek
Die Deutsche Nationalbibliothek verzeichnet diese Publikation
in der Deutschen Nationalbibliografie; detaillierte bibliografische Daten
sind im Internet über http://dnb.d-nb.de abrufbar.

Originalausgabe

Gesetzlich vertreten durch die persönlich haftende Gesellschaft Wirth GmbH,
Geschäftsführer: Johann Wirth
Walltorstr. 10, 35390 Gießen, Deutschland
06 41 96 99 78 0
E-Mail: info@psychosozial-verlag.de
www.psychosozial-verlag.de

Umschlagabbildung: Kurt Schwitters,
*Ohne Titel (Schwarze Punkte und Viereck)*, 1927
Umschlaggestaltung und Innenlayout nach Entwürfen von Hanspeter Ludwig, Wetzlar
Druck und Bindung:
Books on Demand GmbH, In de Tarpen 42
22848 Norderstedt, Deutschland
ISBN 978-3-8379-3036-8 (Print)
ISBN 978-3-8379-7755-4 (E-Book-PDF)

# Inhalt

# 1 Vorbemerkungen

Bis in die zweite Hälfte des letzten Jahrhunderts galten schwere Persönlichkeitsstörungen zum großen Teil als psychoanalytisch kaum behandelbar. Die Arbeitsgruppe um Otto F. Kernberg in New York hat dann in den letzten Jahrzehnten ein (modifiziertes) psychoanalytisches Therapieverfahren zur Behandlung schwerer Persönlichkeitsstörungen bei Erwachsenen entwickelt, dessen Wirksamkeit laut der Cochrane-Datenbank erwiesen ist (s. a. Stoffers et al., 2012): Es handelt sich um die Übertragungsfokussierte Psychotherapie (TFP[1]). Erst in den letzten Jahren rückten allerdings die Behandlungsmöglichkeiten für schwer gestörte Jugendliche in den Fokus des psychotherapeutischen Interesses. Behandlungstechnisch – aber auch juristisch – ist es dabei wichtig, Eltern und/oder Betreuerinnen[2] einzubeziehen.

Es ist unbestritten, dass die Funktionalität eines familiären Bezugssystems – und dazu gehört die Erziehungskompetenz von Eltern oder anderen Bezugspersonen – eine herausragende Bedeutung für die Entstehung oder die Verhinderung seelischer Störungen bei Kindern und Jugendlichen hat. Um die Verwicklung der Eltern in die seelische Störung ihrer Kinder angemessen therapeutisch zu adressieren, hebt Horn (2003) in der Zusammenfassung ihrer Ergebnisse drei wesentliche Aspekte für die Elternarbeit hervor: 1. Die Eltern missverstehen, was für das Kind gut ist und was nicht.

---

1 TFP: Transference Focussed Psychotherapy. Im weiteren Text wird die in der internationalen Fachliteratur übliche englische Abkürzung verwendet.

2 Im Interesse eines geschlechtersensiblen Sprachgebrauchs haben wir prinzipiell die weibliche Form gewählt, wenn allgemein von Personen oder Personengruppen die Rede ist. An Stellen, wo das missverständlich werden könnte – z. B. bei der Zitierung von Studien mit weiblichen und männlichen Teilnehmenden – benennen wir auch beide Geschlechter.

2. Die elterliche Funktion ist durch eigene ungelöste unbewusste Konflikte beeinträchtigt. 3. Aufgrund eigener Unreife der Bezugspersonen, die aus persönlichkeitsstrukturellen Defiziten resultiert, kommt es zu Störungen im Umgang mit den Kindern und Jugendlichen, die sich bei diesen krankheitsfördernd auswirken.

Ausführliche Übersichten über die historische Entwicklung der Elternarbeit in der Psychoanalyse sind zum Beispiel bei Novick und Novick (2009, S. 13–28), Althoff, (2017, S. 15–27) und Grieser (2018, S. 15–18) zu finden.

Obwohl auch die Kostenträger die Notwendigkeit anerkennen, Bezugspersonen wie Eltern, Betreuerinnen und helfende Institutionen in den therapeutischen Prozess einzubinden, gelingt das häufig nur unter Schwierigkeiten oder gar nicht.

Einige Autorinnen (von Klitzing, 2005, S. 113; Novick & Novick, 2009, S. 13; Ahlhoff, 2017, S. 15) bezeichnen die Elternarbeit sogar als »Stiefkind« der psychoanalytischen Kinder- und Jugendlichen-Psychotherapie und führen dafür verschiedene Gründe an, unter anderem auch die therapeutenseitige Verschiebung der Perspektive von der äußeren zur inneren Realität (Novick & Novick, 2009, S. 14).

Zwar sind die Eltern immer ein wichtiger Teil der (inneren) Repräsentanzenwelt von Kindern und Jugendlichen, aber gleichzeitig sind sie auch immer ein aktuell wirksamer Teil der äußeren Realität. Das bedeutet, dass wir in den Therapien mit Kindern und Jugendlichen beide Perspektiven im Auge behalten und entsprechend adressieren müssen (Altheim, 2007, S. 253). In der analytischen Arbeit mit einer erwachsenen Patientin wird vor allem auf die inneren Objekte, also auf die Repräsentanzen der Eltern fokussiert. Seltener findet ein Abgleich mit den realen, nun alten Eltern des erwachsen gewordenen Kindes statt. Wir können also sagen: Psychoanalyse ist immer auch Elternarbeit – in der Erwachsenbehandlung mit den elterlichen Repräsentanzen, in der Behandlung von Kindern und Jugendlichen mit den realen wie auch mit den inneren Eltern! Dies verdeutlicht die Vielschichtigkeit der Elternarbeit mit ihren möglichen Verwicklungen des Übertragungs- Gegenübertragungsgeschehens, zumal auch in der Therapeutin die eigenen Elternrepräsentanzen und kindlichen Anteile wachgerufen werden, der nun die realen Eltern ihrer jugendlichen Patientin gegenübersitzen. Diese potenziellen Verwicklungen mögen ein weiterer Grund für die Stiefkind-Position der Elternarbeit sein. Grieser (2018, S. 11) und Althoff (2017, S. 45–54) verweisen auf die Komplexität dieser Situation und setzen sich eingehend mit den möglichen Verwicklungen und Widerständen in der Elternarbeit auseinander. Zumeist findet die Elternarbeit in einer konkreten Dreierkonstellation, einer Triade statt: Eltern bzw. Elternteil, die anwesende oder nicht anwesende Jugendliche und die Therapeutin.

Kernberg (1999) spricht von einer Drei-Personen-Psychoanalyse und meint damit das Dreieck zwischen Übertragung, Gegenübertragung und der Therapeutin, die mit ihrer Reflexion über und Perspektive auf das Geschehen potenziell zur triangulierenden Dritten wird. Die Gegenübertragungsanalyse der Therapeutin ist auch in der Elternarbeit von Anfang an ein wichtiger Kompass für das Verstehen und das Erfassen der sich aktualisierenden Dyaden.

Dass Elternarbeit gelegentlich in die Nähe von Pädagogik und Beratungstätigkeit gerät, macht sie in der psychoanalytischen Kollegenschaft verdächtig, nicht hinreichend analytisch zu sein. Freud zeigt hier eine sehr viel weitere Sicht: »[E]s ist so überaus wichtig, so reich an Hoffnungen für die Zukunft, vielleicht das Wichtigste von allem, was die Analyse betreibt. Ich meine, die Anwendung der Psychoanalyse auf die Pädagogik, die Erziehung der nächsten Generation« (Freud, 1933a, S. 157). Diesem Zitat folgend findet aus unserer Sicht die Elternarbeit und insbesondere die Arbeit mit Betreuerinnen an der Schnittstelle von Psychotherapie und Pädagogik statt. Das Bemühen um ein psychodynamisches Verstehen der Erkrankung und Problematik der Jugendlichen und die gemeinsame Reflexion darüber mit den Eltern bzw. den Betreuerinnen führt auf der Handlungsebene für Eltern wie Betreuerin zu pädagogischen Interventionen. Wir sehen unsere Aufgabe auch bei diesen schwer kranken Jugendlichen darin, Eltern und Betreuerinnen für ihre Erziehungsaufgabe so gut wie möglich auszustatten, so wie es in § 1 des Kinder- und Jugendhilfegesetzes (KJHG) in Deutschland als Ziel formuliert ist: »Jeder junge Mensch hat ein Recht auf Förderung seiner Entwicklung und auf Erziehung zu einer eigenverantwortlichen und gemeinschaftsfähigen Persönlichkeit«.

Im Weiteren soll die Elternarbeit methodisch und technisch konzeptualisiert werden. Dies geschieht auf der Grundlage der Übertragungsfokussierten Psychotherapie nach Kernberg (TFP). Auch bei den Eltern jugendlicher Patientinnen mit Persönlichkeitsstörungen sind häufig strukturelle Defizite beobachtbar. Die konkrete Arbeit mit Jugendlichen, die Persönlichkeitsstörungen aufweisen, und deren ebenfalls funktionell eingeschränkten Eltern(-teilen) und/oder den jeweils einbezogenen Institutionen soll im Weiteren erörtert und anhand verschiedener Fallbeispiele veranschaulicht werden.

Da für die Behandlung jugendlicher Patientinnen mit Persönlichkeitsstörungen die von Kernberg und seiner Arbeitsgruppe entwickelte TFP-Methode angewandt wird, wird der theoretische Ansatz der übertragungsfokussierten Therapie in Kapitel 2 zunächst allgemein erläutert. Die begleitende Arbeit mit Eltern und betreuenden Einrichtungen in der psychotherapeutischen Arbeit mit Jugendlichen ist nicht unumstritten. Hier wird dagegen der Standpunkt vertreten, dass diese Arbeit notwendig ist (Kapitel 3), und im weiteren wird der aktuelle Wissensstand zu diesem Thema vorgestellt (Kapitel 4).

Da Eltern von persönlichkeitsgestörten Jugendlichen oft ein niedriges elterliches Funktionsniveau aufweisen, werden dann die Kriterien für die begleitende Elternarbeit definiert und dargelegt (Kapitel 5). Für die Elternarbeit und auch für die Arbeit mit betreuenden Einrichtungen (Kapitel 6) – zum Beispiel bei Fremdunterbringung in Heimen – wird versucht, TFP-Techniken anzuwenden. Ob diese Arbeit Erfolgschancen hat, ist auch von den Gesundheits- und sozialpolitischen Rahmenbedingungen abhängig (Kapitel 6.6).

Psychotherapeutinnen sollten sich nicht nur ein Bild des elterlichen Funktionsniveaus machen, sondern im Vorfeld der therapeutischen Arbeit auch eruieren, mit welchen pädagogischen Möglichkeiten in den kooperierenden Einrichtungen zu rechnen ist (Kapitel 7 und 8).

In einem Exkurs (Kapitel 9) wird dann die Bedeutung der angestrebten, aber überwiegend nicht vorhandenen, Triangulierungsfähigkeit bei den jugendlichen Patientinnen erörtert. Es ist auch ein Teil der Zielvorstellungen des vorgestellten Therapieansatzes, dass dyadische Teilobjekt-Beziehungen zu ganzheitlichen, kohärenten Objektbeziehungen weiterentwickelt werden, die die Fähigkeit zur Triangulierung notwendig einschließen (Kapitel 9).

Die konkrete Anwendung von TFP-Prinzipien und deren Modifikationen in der Elternarbeit stellen einen Schwerpunkt dieses Buches dar und werden an konkreten Beispielen erläutert. Dazu gehören auch die Verstrickungen und Komplikationen, die sich in der Elternarbeit fast regelmäßig ereignen. Diese Arbeit ist durch die intrapsychische technische Neutralität als Haltung der Psychotherapeutin innerhalb der Therapiesitzungen mit den Jugendlichen gekennzeichnet. In der Elternarbeit findet sie ihre Entsprechung in der interpersonellen Neutralität, die stets bemüht ist, bei inneren oder interpersonellen Konflikten nicht Partei zu ergreifen und in erster Linie den Betroffenen die Konfliktsituation mit der tiefer liegenden Psychodynamik näherzubringen. Die TFP-Strategie dieser Arbeit wird hierbei zusätzlich ergänzt durch supportive Techniken im Einzelfall.

Kapitel 11 und 12 sind der Diagnostik, der Therapieplanung, der Planung der Elternarbeit bzw. der Arbeit mit den Betreuerinnen gewidmet. Die Notwendigkeit klarer, quasi vertraglicher Vereinbarungen wird hier hervorgehoben und ist unerlässlich. Der Fortgang bzw. der Verlauf der Therapie und der Elternarbeit wird an konkreten Fallbeispielen ausschnittsweise erläutert. Im Anhang werden diese Fallbeispiele dann im gesamten Verlauf dargestellt, während sie in den vorangegangenen Kapiteln nur ausschnittsweise zur Illustration bestimmter Behandlungsprinzipien herangezogen werden.

Wir möchten uns an dieser Stelle bei den Mitgliedern der TFP-A[3]-Gruppe Berlin bedanken: Martina Drust, Ulrike Held, Carolin Keller, Irma Gleiss, Marion Braun und Irmgard Kreft. Sie haben am Entstehen dieses Buchs wesentlich durch gemeinsame Diskussionen von Fallmaterial und Rollenspielen mitgewirkt. Das war ein wichtiger Beitrag für die hier vorgestellte Konzeptualisierung. Unser Dank gilt außerdem Frau Jana Motzet, die bei der Korrektur der Texte und der Organisation des Buches tatkräftige und stets freundliche Hilfe geleistet hat. Schließlich möchten wir auch dem Psychosozial-Verlag danken, der sich der Publikation des Buches angenommen hat.

3 A steht hier für Adoleszente.

# 2 Kernbergs modifizierte analytische Behandlungsmethode bei schweren Störungen

Die TFP nach Kernberg basiert auf der Objektbeziehungstheorie. Auchter und Strauss charakterisieren sie kurz, aber treffend, folgendermaßen:

> »Es handelt sich um einen Sammelbegriff für diejenigen psychoanalytischen Theorieansätze, deren Schwergewicht auf der Entwicklung, der Dynamik und den Störungen der Objektbeziehungen liegt. […] Besondere Bedeutung wird der Internalisierung frühester dyadischer und triadischer Objektbeziehungen für die seelische Strukturbildung des Ich-Selbst zugemessen« (Auchter & Strauss, 1999, S. 112f.).

In seiner klassischen Arbeit »The four psychologies of psychoanalysis and their clinical place« formulierte Pine die entscheidenden Fragen, die die Objektbeziehungstheorie aufgreift und klinisch zu beantworten sucht:

> »Welche alten Objektbeziehungen werden wiederholt? Welche Rollen dieser Objektbeziehung inszeniert der Patient – die eigene, die des/der anderen oder beide? […] Solche Fragen fußen auf der Vorstellung, dass alle bedeutsamen frühen Beziehungen im späteren Leben wiederholt werden, entweder um lustvolle Erfahrungen erneut zu erleben oder um traumatische Erlebnisse zu bewältigen« (Pine, 1988, S. 581; Übersetzung W. K.).

Durch seine jahrzehntelang durchgeführte Forschung hat Otto F. Kernberg der Objektbeziehungstheorie zweifellos seinen eigenen Stempel aufgedrückt, der es erlaubte, nun auch schwer persönlichkeitsgestörte Patientinnen – zum Beispiel Borderline- oder narzisstische Patientinnen – nicht nur supportiv oder verhaltenstherapeutisch, sondern erfolgreich strukturverbessernd psychoanalytisch zu behandeln. Die Wirksamkeit der Methode ist mittlerweile durch in hochrangigen Fachzeitschriften publizierte

Studien belegt (z. B. Levy et al., 2006; Clarkin et al., 2007; Doering et al., 2010; Fischer-Kern et al., 2015).

Die TFP nach Kernberg wurde als modifizierte psychoanalytische Behandlungsmethode für Patientinnen – zunächst Erwachsene – mit schweren Persönlichkeitsstörungen entwickelt, die mit einer klassischen psychoanalytischen Behandlung überfordert und so nicht mehr erreichbar sind (s. a. Yeomans et al., 2017). Für die TFP-Indikation spielen Identitätsdiffusion und unreife Abwehrmechanismen (vor allem Verleugnung, Spaltung und Projektion) eine wichtige Rolle. Während man bei neurotisch gestörten Patientinnen erwarten kann, dass kohärente Objektbeziehungen vorherrschen, muss bei schwerer Strukturpathologie mit durch Spaltung und Identitätsdiffusion entstandenen Teilobjektbeziehungen gerechnet werden, die sich in der Inszenierung unterschiedlicher Subjekt-Objekt-Dyaden in der Therapiestunde zeigen.

Die Behandlung findet in der Regel zweimal wöchentlich im Sitzen statt; es gibt einen mündlich verhandelten Therapievertrag, der den Rahmen der Behandlung exakter als bei klassischen Liegekuren mit neurotischen Patientinnen festlegt (z. B. verbindliche Alkoholabstinenz oder Aufnahme einer Erwerbstätigkeit, wenn nötig). In der Behandlung erfolgt eine Fokussierung auf jene Affekte, die sich in der Übertragungsbeziehung im Hier und Jetzt der Therapieszene zeigen. Wie in der klassischen psychoanalytischen Arbeit werden auch in der TFP die Techniken Klärung, Konfrontation, Deutung und Durcharbeiten eingesetzt. Die Deutungen der Therapeutin beinhalten vor allem entstehende und durch Spaltung und Verleugnung häufig wechselnde Dyaden mit den zugehörigen Affekten zwischen Subjekt (= Patientin) und Objekt (= Therapeutin). Die TFP-Therapeutin nimmt dabei eine technisch neutrale Haltung[4] ein, die jedoch unter gewissen Umständen vorübergehend aufgegeben wird. Wie bei anderen Behandlungsmethoden für strukturell gestörte Patientinnen,

4 »Wie bereits beschrieben, meint technische Neutralität [der Therapeutin] im Falle von neurotischen Patientinnen die Einhaltung einer gleichbleibenden Distanz zum Es und Überich der Patientin, zu ihren abwehrenden Ich-Aspekten sowie zur äußeren Realität, während sie sich in den Dienst des beobachtenden Ich der Patientin stellt. Im Falle von Borderline-Patientinnen jedoch bezieht sich die technische Neutralität auf die gleichbleibende Distanz zu Selbst- und Objektrepräsentanzen, die miteinander in Konflikt stehen, sowie abgespaltenen nur guten und nur bösen dyadischen Einheiten« (Yeomans et al., 2017, S. 57–58).

ist auch in der TFP die Aktivität der Therapeutin höher als in der klassischen Psychoanalyse.

Die Anwendung der TFP für Kinder und Jugendliche mit strukturellen Störungen erfolgte in den letzten Jahren und wurde in verschiedenen Publikationen dargestellt (z. B. Ponton Rodriguez et al., 2018; Krischer et al., 2017; Krischer & Normandin, 2015; Sevecke et al., 2016; Sevecke et al., 2011; Kreft et al., 2014; Kreft, 2015; Kehr & Köpp, 2018).

# 3 Warum Elternarbeit bzw. Arbeit mit Betreuerinnen bei der Behandlung schwer gestörter Jugendlicher notwendig ist

Es wird immer wieder die Frage gestellt, warum bei Jugendlichen im Ablösungsprozess überhaupt Elternarbeit indiziert sein sollte. Dies kann bei jugendlichen Patientinnen mit einem neurotischen Strukturniveau durchaus eine berechtigte Frage sein, zumal sie auch häufig von sich aus Psychotherapie suchen. Aber auch hier spricht Salge von einer Krise:

> »[S]owohl der Heranwachsende als auch dessen Eltern befinden sich in einer Krise, die durch das Aufrechterhalten des Phantasma der immer währenden gegenseitigen Angewiesenheit der Familienmitglieder im Dienste der gegenseitigen Stabilisierung konsequent vermieden bzw. scheinbar bewältigt werden kann« (Salge, 2019, S. 25).

Bei unseren Erörterungen über die begleitende Elternarbeit bei der TFP von BPO[5]-Jugendlichen geht es aber in erster Linie um Eltern mit einem niedrigen elterlichen Funktionsniveau. Sie melden ihre Kinder meistens zur Therapie an, weil sie mit ihrer Erziehung in eine Sackgasse geraten sind oder sie einer Auflage von Dritten wie der Schule oder dem Jugendamt folgen müssen. Sie zweifeln an der Wirksamkeit ihrer Elternfunktion oder haben sie mehr oder weniger verloren oder aufgegeben. Schuld und Scham über das vermeintliche Scheitern oder die eigene Überforderung werden

5 BPO: Borderline-Persönlichkeitsorganisationsniveau; der Begriff meint nicht die Borderline-Störung (als definierte Persönlichkeitsstörung), sondern bezeichnet das Strukturniveau der Persönlichkeit, in dem verschiedene Persönlichkeitsstörungen angesiedelt sind (Yeomans et al., 2017, S. 13–17). Unterschieden werden die neurotische Persönlichkeitsorganisation, höheres und niedrigeres BPO sowie die psychotische Persönlichkeitsorganisation. So wenden Sevecke et al. (2016, S. 44) den Begriff der Borderline-Persönlichkeitsorganisation auch auf jugendliche Patienten an.

zumeist per Projektion oder Verleugnung abgewehrt: Schuld am Scheitern sind andere, wie die Schule oder Behörden. Aber oft wird das Scheitern auch der Jugendlichen zugeschrieben, die diese Zuschreibung ebenfalls abwehren muss. Die Folge sind oft Verstrickungen zwischen Eltern und Jugendlichen. Novick und Novick (2009, S. 43) sehen es als eine wichtige Aufgabe der Elternarbeit an, Schuldgefühle und Ängste in eine sinnvolle Sorge um das Kind zu transformieren.

Als Beziehungsmuster sehen wir häufig eine selbstobjekthafte Beziehungsgestaltung der Eltern oder eines Elternteils, die jetzt in der Ablösungsphase des Kindes nicht mehr trägt. Die Frage von Grieser (2018, S. 24ff.), welche Funktion das Kind für die Eltern erfüllt, wird hier insofern bedeutend, als die Jugendlichen ihre Funktion für die Eltern zunehmend verloren haben. Die Autonomieentwicklung der Jugendlichen bedroht oft die Eltern, die selber unter Ängsten, verlassen zu werden, leiden. Diese Ängste können aber auch von den Eltern abgewehrt werden, indem sie sich stattdessen an das Kind klammern oder es von sich wegstoßen. Für eine möglichst gelingende Loslösung der Jugendlichen müssen jedoch die Eltern gewonnen werden, diesen Prozess mitzutragen. Grieser schreibt dazu: »Die Ablösung des Jugendlichen kann blockiert sein, wenn seine Eltern ohne ihn auf dyadische Konflikte zurückfallen, die sie nicht lösen können […]« (Grieser, 2015, S. 59).

Oft besteht in allgemeinen Schwellensituationen die Gefahr, dass Eltern und Kind sich zu verlieren drohen, besonders dann, wenn eine Fremdunterbringung schon erfolgt ist. Trennungsangst und Trennungsschuld sind ein Fokus für Eltern wie für Jugendliche. Jugendliche BPO-Patientinnen leben wie ihre Eltern in einer gespaltenen Welt. In diesen unterschiedlichen Realitäten muss die Therapeutin versuchen sich ein eigenes Bild zu machen, um an den Widersprüchen mit beiden Seiten arbeiten zu können. Das ist besonders wichtig, wenn unsere Patientinnen Geschwister haben. Oft finden wir – wie in Märchen beschrieben – gespaltene Zuschreibungen in ein »gutes« und ein »böses« Kind.

Der Blick der Eltern ist besonders bei Patchworkfamilien für die Therapeutin unverzichtbar, um sich eine eigene Position zu den unterschiedlichen Sichtweisen der Familienmitglieder und der Patientin erarbeiten zu können. Für das Gelingen einer Therapie mit BPO-Jugendlichen ist es notwendig, sowohl einen Einblick in die Erziehungshaltung der Eltern zu bekommen als auch die Antwort der Jugendlichen darauf zu verstehen. Außerdem muss sich die Therapeutin ein Bild von der Überich-Struktur der Eltern machen, um die Auswirkung auf die Jugendliche und ihre Über-ich-Entwicklung ermessen zu können. Manchmal muss auch eingeschätzt werden, ob die Fürsorgepflicht der Eltern für das Kindeswohl gewahrt wird. Im Idealfall bemühen sich die Eltern um den Erhalt oder das Wiedererlangen der Elternschaft auf einem neuen erwachsenen Niveau. Letztlich geht es auch um die Zukunft der Patientinnen, die vielleicht auch einmal Eltern werden wollen, ohne Gefahr zu laufen, das Erziehungsmuster ihrer Eltern zu wiederholen. Manchmal soll aber einfach »nur« erreicht werden, dass die Eltern die Therapie tolerieren können und die Jugendliche eine Chance auf Weiterentwicklung hat.

Die Arbeit mit den Betreuerinnen unterscheidet sich in manchen Punkten kaum von der mit den Eltern, denn die Jugendlichen sind von ihnen abhängig wie von den Eltern. Entsprechend entwickeln sich – im Zusammenhang mit Ablösungs- und Selbstbestimmungswünschen – Konflikte, die um Abhängigkeit und Autonomie sowie um Macht und Unterwerfung kreisen. In der Regel wird jede Jugendliche einer Bezugsbetreuerin und Stellvertreterin zugeordnet; dennoch ist mit vielen Wechseln im Team zu rechnen, was für beide Seiten eine große Herausforderung darstellt. Das Regelwerk der Einrichtung stellt wie im Elternhaus den äußeren Rahmen dafür dar, die Übernahme von Verantwortung in einer Geschwister- oder Peer-Konstellation zu lernen. Betreuerinnen treten in einer schwierigen Lebensphase in den Alltag der Jugendlichen ein, einerseits unbelastet von den bisherigen Erfahrungen der Jugendlichen mit Erwachsenen, andererseits sehr schnell verstrickt in alte Erfahrungs- und Erwartungsmuster der Jugendlichen.

# 4 Der Wissensstand zur begleitenden Arbeit mit Eltern auf niedrigem elterlichem Funktionsniveau

In den Veröffentlichungen zur Elternarbeit wird nicht immer differenziert, ob die Eltern über ein hohes oder niedriges elterliches Funktionsniveau bzw. über eine stabile Elternkompetenz verfügen.

Kahl-Popp (2009, S. 302ff.) bezieht sich in ihrem Konzept der Elternarbeit auf Eltern, die für ihr auffällig gewordenes Kind Therapie suchen, aber selbst Symptome oder andere Hinweise auf ungelöste Konflikte zeigen. Diese Eltern können aber keine Verbindung zwischen der Störung ihres Kindes und ihren eigenen Problemen erkennen und wollen diesen Zusammenhang daher auch nicht bearbeiten. Kahl-Popp (ebd., S. 317) beschreibt das Arbeitsbündnis mit diesen Eltern als Paradoxie. Die Psychotherapeutin sei »offiziell« Therapeutin des Kindes, das die Eltern als Selbstobjekt ansehen. Insofern sei ein Anteil der Eltern auch in Psychotherapie. Dieser Teil ermögliche ein positives Arbeitsbündnis mit den Eltern. Eine theoretisch-konzeptionelle Lösung dieser Paradoxie sieht sie in der triangulierenden Funktion der Psychotherapeutin, die in ihrer Haltung gegenüber regressionshemmend sein sollte, »indem der ›Raum‹ für Projektionen der Eltern auf ihr Kind eingeschränkt wird und Kollusion und Mitagieren mit den Eltern gegen das Kind vermieden werden« (ebd., S. 317).

Windaus (1999, S. 315) führt in seiner geschichtlichen wie auch konzeptionellen Übersicht unter den drei neueren Konzeptualisierungen der Elternarbeit das an der Ich-Psychologie orientierte Modell von Chethik (1989) an. Windaus beschreibt (1999, S. 316), dass sich dieses Modell ausdrücklich am Störungsgrad der Elternpathologie orientiert. Bei Eltern mit einer stabilen Ich-Struktur wird eine Elternaufklärung im Sinne einer Unterstützung der Ich-Kräfte empfohlen. Bei Eltern mit frühen Störungen bzw. mit chronischer Überlastung werden eine passagere Übertragung der Elternschaft auf die Therapeutin oder andere supportive Techniken nahegelegt.

Grieser erwähnt »Elternpersonen mit niedrigem Strukturniveau« (Grieser, 2018, S. 32) und bezieht sich dabei überwiegend auf Ahlheim. Diese beschreibt die transgenerationale Weitergaben von strukturellen Defiziten: »Misshandelte, vernachlässigte, verwahrloste Kinder wachsen meistens bei Eltern auf, die ihrerseits unter ähnlich belastenden und defizitären, wohl auch traumatisierenden Bedingungen groß werden mussten« (Ahlheim, 2007, S. 264). Sie schildert die strukturellen Defizite dieser Eltern in ihrer Elternfunktion und Kompetenz mit entsprechenden Auswirkungen auf das Kind. So könne eine Störung der elterlichen Selbst- und Fremdwahrnehmung zu einer verzerrten Wahrnehmung des Kindes führen, anstelle von »Wahrnehmung, Verarbeitung und Mitteilung steht oft das direkte Ausagieren« (ebd.). Als weitere Schwierigkeit dieser in ihrer Elternfunktion ohnehin geschwächten Eltern nennt Ahlheim die Schwierigkeit die Gefühlswelt des Kindes »zu lesen« oder die Schwierigkeiten der Eltern ihre Affekte und Impulse gegenüber dem Kind zu regulieren.

Dazu erläutert Ludwig-Körner (2016a, S. 13f.) eindrucksvoll, wie sich die Erfahrungen mit den eigenen Eltern als Elternmodell oder Antimodell in den Kindern, die später selbst Eltern werden, seelisch repräsentieren und bereits während der Schwangerschaft wirksam werden. In ihrem Buch *Eltern-Säuglings-Kleinkind-Psychotherapie* (2016b, S. 22f.) führt sie mehrere Studien an, die zeigten, dass Eltern, die selbst aus psychosozial belasteten Elternhäusern stammen, ihre Störung sehr häufig im Sinne einer transgenerationalen Transmission an die eigenen Kinder weitergeben. Sozioökonomischer Druck und existenzielle Sorgen – von oft alleinerziehenden Müttern – spielen dabei eine wichtige Rolle.

Wie nachhaltig emotionale Vernachlässigung im Kleinkindalter bis ins Erwachsenenalter wirksam bleibt, konnten Müller et al. (2019) zeigen: Erwachsene, die im Kleinkindalter emotional vernachlässigt wurden, wiesen deutlich erniedrigte Oxytocinspiegel im Blut auf; dieses Hormon gilt als biologisches Korrelat für die Stärke und Sicherheit des Bindungssystems.

Von Klitzing (2018, S. 9) greift Beschreibungen von Paulina Kernberg (1983) über die Situation in Familien mit Borderline-Kindern auf. Auch hier werden strukturelle Defizite der Eltern in ihrer Elternfunktion beschrieben. Er führt unter anderem ein widersprüchliches Verhalten der Eltern mit einer Inkonsistenz in der Erziehungshaltung an, im Weiteren ein oft dominantes und intrusives Verhalten. Außerdem nennt er den narzisstischen Gebrauch der Kinder und eine extreme Kontrolle der Mütter über sie. Gerhardt (2017, S. 36) beschreibt in einer Literaturübersicht zur

Interaktion zwischen BPO-Müttern mit ihren Kindern ähnliche Probleme. So werde die Autonomieentwicklung des Kindes nicht hinreichend gefördert. Auch diese Autorin erwähnt das geringe Vermögen, die Gefühle des Kindes zu erkennen und zu deuten, sowie die geringe mütterliche Fähigkeit zu Empathie und Spiegelung. Die Schwierigkeiten der Mutter in Hinblick auf die eigene Angst- und Emotionsregulation sowie Selbstberuhigung haben wie auch ihre Identitätsdiffusion entsprechende Auswirkungen auf das Kind. Wiegand-Grefe schreibt:

> »Nicht selten beobachtet man in Familien mit psychisch kranken Eltern eine Familiengeschichte, in der über Generationen hinweg psychische Erkrankungen vermehrt vorkommen. […] und das Erkrankungsrisiko ist außer einer genetischen Prädisposition vor allem deshalb erhöht, weil die Kinder einer Reihe von individuellen und familiären Belastungen ausgesetzt sind« (Wiegand-Grefe, 2017, S. 27).

Schon Diepold (1994, S. 20) weist in ihrer Untersuchung nach, dass in der Eltern- und Großelterngeneration von Familien mit Borderline-Kindern eine Häufung von Persönlichkeitsstörungen, Psychosen und Suchterkrankungen zu finden ist. Nur bei einem Prozent der Familien mit Borderline-Kindern lagen überhaupt keine psychischen Auffälligkeiten vor.

Es muss also davon ausgegangen werden, dass die oben beschriebene Elterngruppe in ihrem Erziehungsverhalten große Defizite aufweist. Hilfreich wäre hier sicher ein niedrigschwelliges Angebot an Beratung, und pädagogischer Unterstützung, das möglichst jeder therapeutischen Arbeit vorgeschaltet sein sollte. Häufig sind aber gerade diese Eltern nicht in der Lage, sich Hilfe zu holen oder sie anzunehmen. Wie Gerhardt (2017, S. 44) beschreibt – wobei sie sich auf Zalewski et al. (2015, S. 72) beruft –, profitieren BPO-Mütter von Lernprogrammen eher wenig. Sie weist daraufhin, dass es Interventionsprogramme für Borderline-Erkrankungen gebe wie auch Trainingsprogramme für Eltern. Es fehle aber bisher eine Kombination im Sinne eines Programms für Eltern mit einer Borderline-Pathologie (Gerhardt, 2017, S. 58). Programme zur Förderung emotionaler und sozialer Kompetenz bei Kita-Kindern von drei bis sechs Jahren werden inzwischen im Rahmen des Kitabesuchs über die Erzieherinnen angewandt (Scheithauer, 2019, S. 10). Damit wird die Bedeutung möglichst früher Förderungen dafür anerkannt, psychischen Störungen entgegenzuwirken.

Ahlheim (2007, S. 265) formuliert entsprechend der von ihr beschriebenen strukturellen Defizite der Eltern ihre Interventionstechniken wie folgt: Stärken der elterlichen Position, Haltgeben, Unterstützen der Eltern darin, Gefühle wahrzunehmen und einzuordnen, Spiegeln wie auch Übersetzungsarbeit, sodass die Eltern das Kind mit seinen Wünschen wahrnehmen lernen, Stärken von berechtigten Bedürfnissen der Eltern bis hin zur vorübergehenden Übernahme von Hilfs-Ich-Funktionen für die Eltern. Sie beschreibt, dass es wichtig ist, dass die Eltern sich mit ihren täglichen Krisen ernst genommen fühlen, und dass es um die Strukturierung des häuslichen Rahmens gehen kann, was zum Beispiel Mahlzeiten, Hausaufgaben und das Vermeiden von Schulschwänzen betrifft.

Allerdings weist Ahlheim auch darauf hin, dass es zu Einschränkungen der Elternarbeit kommen kann, wenn ein Elternteil schwer traumatisiert ist: »Bisher ist die Frage offen geblieben, wie mit Eltern gearbeitet werden kann, die sich an eine eigene Traumatisierung nicht erinnern können oder sich im Sinne der Selbsterhaltung dagegen sperren, mit einem überwältigend schmerzhaften oder ängstigenden Erleben in Kontakt zu kommen« (ebd., S. 263).

Von Klitzing (2018, S. 10) fügt ergänzend zu den oben zitierten Ausführungen von Paulina Kernberg die Bedeutung der triadischen Kompetenz der Eltern an. Diese triadische Kompetenz ist bei dieser Elterngruppe oft gering und von Klitzing verweist auf den oft rigiden Zerfall der Eltern-Kind-Triade in Zwei-plus-eins-Beziehungen mit ihren dramatischen Auswirkungen. Hier ist zum Beispiel an die Machtkämpfe um das Kind bei Scheidungen und Sorgerechtsfragen mit entsprechenden Loyalitätskonflikten des Kindes zu denken. Er beschreibt, dass sich Eltern mit einer geringen triadischen Kompetenz schwertun, ihrem Kind einen eigenen therapeutischen Prozess zuzugestehen, und dass es deswegen wichtig sei, mit den Eltern an der Entwicklung triadischer Kompetenz zu arbeiten (von Klitzing & Stadelmann, 2011, S. 970). Aus seiner Sicht setzt jede Elternarbeit eine triadische Kompetenz der Eltern voraus. Darüber hinaus betont er, dass die Arbeit mit Eltern und deren Kind eine hohe triadische Herausforderung für die Therapeutin darstellt, und er fordert, dass die Entwicklung einer triadischen Fähigkeit in der Ausbildung von Psychotherapeutinnen verankert sein sollte. Kahl-Popp (2009, S. 317) hebt die Triangulierungskompetenz der Therapeutinnen für die Elternarbeit ebenfalls hervor (s. Kap. 9).

Wiegand-Grefe (2017, S. 19) befürwortet für psychisch kranke Eltern und deren psychisch gefährdete Kinder Familientherapie bzw. psychodynamische Familieninterventionen.

Althoff (2017, S. 169) bedauert, dass bisher noch keine speziellen Modelle oder Konzeptualisierungen der Elternarbeit vorliegen, die empirisch erforscht wurden, und geht davon aus (ebd., S. 167), dass alle Behandlungstechniken, die in der analytischen Psychotherapie angewandt werden, für die Elternarbeit genutzt werden können, ohne dass hier differenzialdiagnostische Gesichtspunkte bei den Eltern oder kindlichen bzw. jugendlichen Patientinnen einbezogen werden. Novick und Novick vertreten eine entsprechende Position, indem sie schreiben: »Elternarbeit umfasst deshalb alle Interventionen, die traditionell als ›therapeutisch‹ bezeichnet werden« (Novick & Novick, 2009, S. 39).

# 5 Kriterien für die begleitende Arbeit mit Eltern auf niedrigem Funktionsniveau bei Behandlungen schwer gestörter Jugendlicher

In der Berliner TFP-Arbeitsgruppe zur Behandlung jugendlicher BPO-Patientinnen haben wir hinsichtlich der Elternarbeit entschieden, uns zunächst mit den Eltern bzw. Elternteilen zu befassen, bei denen wir strukturelle Defizite annehmen können. Die Arbeit mit dieser Elterngruppe hinterlässt bei uns oft Frustration und Ärger, Zweifel an unserer Kompetenz bzw. an der Sinnhaftigkeit unserer Arbeit. Oft verlieren wir diese Eltern, häufig »verschwinden« sie einfach oder es kommt zu nicht lösbaren Konflikten mit ihnen, die zu einem aktiven Abbruch, zumeist vonseiten der Eltern, führen. Häufig leiden diese Eltern unserer jugendlichen Patientinnen selbst unter einer Persönlichkeitsstörung.

Wir stellten fest, dass viele unserer jugendlichen BPO-Patientinnen nicht mehr bei ihren Eltern, sondern in sozialpädagogischen Einrichtungen leben, sodass wir uns damit auseinandersetzen mussten, wie die Zusammenarbeit mit solchen Einrichtungen, ihrem Team von Betreuerinnen bzw. mit den jeweiligen Bezugsbetreuerinnen gestaltet werden kann. Gleichzeitig geht es aber auch um die Frage, ob und gegebenenfalls wie bei einer Fremdunterbringung die Einbeziehung der leiblichen Eltern in den therapeutischen Prozess stattfinden kann (s. a. Kap. 6). Dies kann für die Therapeutin bedeuten, dass es gleichzeitig um die Arbeit mit den Betreuerinnen als aktuelle Bezugspersonen für unsere jugendlichen Patientinnen in einer besonderen Art der Elternrolle gehen kann wie auch um die Arbeit mit den realen, meist leiblichen Eltern, deren Elternrolle durch eine äußere Instanz langfristig oder vorübergehend eingeschränkt oder ganz aufgehoben wurde.

Was sind nun also die Grundlagen für eine wirksame Elternarbeit mit dieser oben beschriebenen Elterngruppe und gegebenenfalls auch mit den Betreuerinnen der schwer gestörten Jugendlichen? Althoffs Buch über die Elternarbeit trägt den Titel *Die begleitende Psychotherapie der Bezugsperso-*

*nen* (Althoff, 2017). Die in Deutschland gültigen Psychotherapie-Richtlinien betonen dagegen, dass die Einbeziehung der Bezugspersonen nicht deren Behandlung dient. Vielmehr soll die Einbeziehung der Eltern dafür sorgen, »dass die Störungen der kindlichen bzw. jugendlichen Patientin verstanden werden und Veränderungen des Kindes von den Bezugspersonen erkannt werden können« (Dieckmann et al., 2018, S. 76). Bei den Eltern unserer BPO-Jugendlichen sehen wir zwar oft eine Behandlungsbedürftigkeit, wir haben aber keinen Behandlungsauftrag vonseiten der Eltern für sie selbst, sondern den Auftrag, die Behandlung ihres Kindes zu übernehmen, in die sich die Eltern häufig nicht mit einbeziehen, das heißt, wir müssen in der Regel diese Eltern für eine kontinuierliche Mitarbeit gewinnen. Es geht darum, ein Arbeitsbündnis mit den Eltern aufzubauen, wobei die jugendliche Patientin der gemeinsame Fokus sein sollte.

In der Berliner TFP-Gruppe für Elternarbeit verwendeten wir für die Entwicklung unserer konzeptionellen Vorstellungen in gewohnter Weise Stundenprotokolle für unsere Fallvorstellungen und Falldiskussionen. Wir ergänzten im Weiteren unsere Verständnismöglichkeiten durch Rollenspiele[6] und Videoaufzeichnungen von Sitzungen mit den Eltern.

Dabei versuchten wir, TFP-Techniken für die Elternarbeit zu entwerfen, obwohl dies ja – wie bereits erwähnt – nicht in einem psychotherapeutischen Rahmen im engeren Sinn geschehen konnte. Auch die Arbeit mit Betreuerinnen sollte mit ihren Möglichkeiten und trotz ihrer Begrenzungen einbezogen werden (s. a. Kap. 6). Dabei ging es uns um eine Konzeptualisierung der Elternarbeit für Eltern mit einem niedrigen bis mittleren Funktionsniveau bei insgesamt geringer Elternkompetenz, deren jugendliche Kinder wegen einer Persönlichkeitsstörung behandelt werden. In unseren Setting-Möglichkeiten finden sowohl die Behandlung der Patientin als auch die Elternarbeit bei derselben Therapeutin statt. Ein Setting von zwei getrennt arbeitenden Therapeutinnen für die Jugendliche einerseits und die Eltern andererseits – wie von Isaksson (2009, S. 331–344) beschrieben – sowie die Arbeit nur mit Eltern wird hier genauso wenig berücksichtigt

6 Vor dem Rollenspiel berichtet die Therapeutin kurz über ihre Patientin und deren Eltern; sie selbst übernimmt im Rollenspiel die Rolle eines Elternteils bzw. der Betreuerin, während die Rolle des anderen Elternteils (sofern vorhanden) und die der Therapeutin von anderen Gruppenmitgliedern übernommen werden. Maßgeblich für das daraus resultierende tiefere dynamische Verständnis sind die inneren Reaktionen, die bei den Beteiligten und den Beobachterinnen wie in einem Resonanzkörper entstehen.

wie die Arbeit mit Eltern bzw. Elternteilen mit einem hohen Funktionsniveau. Die Konzeptualisierung der Kooperation mit den Betreuerinnen von Jugendlichen in sozialpädagogischen Einrichtungen zeigen einerseits Ähnlichkeiten mit der Elternarbeit, andererseits auch deutliche Unterschiede, die im folgenden Kapitel geschildert werden.

# 6 Zusammenarbeit mit sozialpädagogischen Einrichtungen und Betreuerinnen

## 6.1 Unterschiedliche Arbeitsbedingungen für Therapeutin und Betreuerin

Für die Arbeit mit den Betreuerinnen und den in Betreuungseinrichtungen lebenden Jugendlichen ist eine genaue Kenntnis der Regeln der Einrichtungen (z. B. Hausordnung) notwendig. Konkret geht es dabei um folgende Aspekte: Aufgaben und Pflichten, Maßnahmen bei Regelverstößen, Aufsichtspflicht durch Betreuerinnen und selbstbestimmte Freiräume für die Jugendlichen, Alltagsabläufe und Freizeitgestaltung sowie die Zuständigkeiten und Maßnahmen bei Suizidalität und selbstverletzendem Verhalten, Medikamenteneinnahme und Arztbesuche oder notwendige Behördengänge.

Es sollte immer eine Übereinkunft zwischen der Betreuerin und der Therapeutin erarbeitet werden, die sich auf die Wichtigkeit des Schulbesuchs oder der Berufsausbildung der Jugendlichen oder der Teilnahme an anderen Maßnahmen bezieht. Außerdem beinhaltet die Übereinkunft, dass die Betreuerinnen die zuverlässige Wahrnehmung der Therapiestunden unterstützen.

Als Therapeutin, die die Jugendliche ein- bis zweimal pro Woche für eine Therapiestunde sieht, ist die Kenntnis der Anforderungen an eine Betreuerin in der Wohneinrichtung wichtig.[7] In der Regel handelt es sich für die Betreuerinnen um Schichtdienste bei oft dünner Personaldecke und schlechter Bezahlung. Oft ist die Ausbildung für die Betreuung der Jugendlichen mit schwer belastenden Erfahrungen und Lebensumständen nicht hinreichend. Es fehlen meist Möglichkeiten zu Fortbildung und Supervision. Häufig kommt es zu Frustrationen mit dem Träger bei einer großen Fluktuation der Mitarbeite-

7 Der Film *Sytemsprenger* von Nora Fingscheidt, der 2019 in den deutschen Kinos startete, zeigt in eindrucksvoller Weise die Verstrickungsmöglichkeiten von Betreuerinnen und Betreuern in ihrer Arbeit mit Borderline-Kindern und -Jugendlichen.

rinnen. Die Dynamik im Team spiegelt oft die Spaltungsmechanismen der Bewohnerinnen wider. Es gibt die »lieben« und die »bösen« Betreuerinnen.

Entsprechende Spaltungen können sich auch zwischen Betreuerin und Therapeutin entwickeln. Hier kann es zu Konkurrenz und Neidreaktionen kommen, wer der bessere Elternteil ist, wer mehr leistet, wessen Arbeit mehr wertgeschätzt wird. Oft weisen uns die Betreuerinnen darauf hin, dass sie stets für eine Gruppe von Jugendlichen zuständig sind, während die Therapeutin in einer komfortablen Ein-zu-eins-Situation arbeiten kann. Für das Gelingen der Therapie der Jugendlichen brauchen wir die Unterstützung der Betreuerin bzw. des Teams mit seiner Leitung, eine gegenseitige Wertschätzung der Arbeit, die Wertschätzung der pädagogischen Arbeiten der Betreuerinnen und die Wertschätzung der psychotherapeutischen Arbeit. So betrachtet begegnen wir den Betreuerinnen einerseits als Kolleginnen mit unterschiedlichen Zuständigkeiten und Arbeitsweisen zur Erreichung eines gemeinsamen Ziels. Andererseits sind Betreuerinnen wie Eltern die »Betroffenen« in den Konflikten mit der Jugendlichen. Hier gilt es vorsichtig herauszufinden, inwieweit eine Bereitschaft besteht sich bei entstandenen Konfliktsituationen mit der Jugendlichen zu öffnen, Gefühle zu äußern. Hier gilt es aufgezeigte Grenzziehungen zu beachten und zu respektieren.

## 6.2 Fremdunterbringung

Viele unserer jugendlichen Patientinnen sind schon bei Behandlungsbeginn in Einrichtungen untergebracht oder ziehen im Verlauf der Behandlung dorthin. Schon 1994 machte Diepold (1994, S. 19) darauf aufmerksam, dass nur ein Drittel der fünf- bis 14-jährigen Borderline-Kinder (noch) bei ihren Eltern leben. Eine Fremdunterbringung finde sich bei dieser Gruppe sehr häufig. Sie verweist auf frühe Trennungserfahrungen nach zumeist problematischen Lebensumständen der Kinder durch zerrüttete Elternbeziehungen, schlechte wirtschaftliche Verhältnisse, psychische Erkrankungen der Eltern wie auch Misshandlungen und sexuellen Missbrauch.

Die Umstände dieser Unterbringung sind wichtig zu eruieren. Sind die Jugendlichen auf eigenen Wunsch und aus eigener Initiative in die Einrichtung gekommen, indem sie sich an das Jugendamt gewandt haben? Oder sind die Eltern ihrer Sorgepflicht nicht nachgekommen, woraufhin Dritte – wie Schule oder Ärztinnen – die zuständige Institution aufmerksam gemacht haben? Oder haben die Eltern die elterliche Fürsorge und Verantwortung aufgekündigt und die Jugendlichen an eine staatliche Einrichtung abgegeben? In der Regel hat eine Therapeutin keinen Einfluss auf die Wahl der Einrichtung, jedoch kann sie während einer laufenden Behandlung durch Teilnahme an Helferkonferenzen an einer Auswahl beteiligt sein. Bei der Planung der Einbeziehung der Eltern ist die Kenntnis über den Zuweisungsmodus der Jugendlichen in eine Einrichtung wichtig. Auf die Art der Zusammenarbeit der Einrichtung mit dem Betreuerinnenteam und den leiblichen Elternteilen ist besonders zu achten. Hier können sich Konkurrenzverhältnisse, Neidkonflikte und Spaltungen in Hinblick darauf entwickeln, wer der bessere Elternteil ist oder werden kann.

### Statistische Angaben zu Hilfsmaßnahmen für Jugendliche in Deutschland

Im Jahr 2016 wurden in Deutschland bei insgesamt 34.113 Jugendlichen im Alter von zwölf bis 18 Jahren (79 % männlich, 21 % weiblich) Heimerziehung oder betreutes Wohnen als Hilfsmaßnahme eingeleitet (Statistisches Bundesamt, 2018, S. 9). Bei nur 23 % stammten die Jugendlichen aus Haushalten mit zusammenlebenden Eltern (ebd., S. 17).

Die Anregung zu Hilfsmaßnahmen in dieser Altersgruppe – nicht nur Unterbringungen – ging bei den 43.204 Betroffenen zu ca. 51 % von dafür vorgesehenen Institutionen (z. B. Jugendämtern), zu ca. 25 % von Eltern oder anderen Sorgeberechtigten und zu immerhin fast 18 % von den Jugendlichen selbst aus (ebd., S. 29). Bei den Gründen für die begonnenen Maßnahmen spielten bei ca. 11 % der Zwölf-bis-18-Jährigen die Gefährdung des Kindeswohls eine Rolle und bei ca. 19 % eine eingeschränkte Erziehungskompetenz der Eltern oder Sorgeberechtigten (ebd., S. 39; Doppelnennungen möglich).

Interessant ist auch die Beachtung der Statistik, die die Beendigung von eingeleiteten Hilfsmaßnahmen für die Zwölf-bis-18-jährigen Jugendlichen in Deutschland im Jahr 2016 betreffen (ebd., S. 51). Von den insgesamt 23.289 Beendigungen waren ca. 44 % nicht geplante Abbrüche. Diese Abbrüche gingen zu 29 % auf Eltern oder Sorgeberechtigte zurück und bei 26 % waren es die in Anspruch genommenen Einrichtungen, die die Hilfsmaßnahmen – teilweise auch wegen der unzureichenden Mitarbeit der betroffenen Jugendlichen – beendeten. Bei 34 %

der Beendigungen brachen die Jugendlichen selbst die Hilfsmaßnahme ab (und bei ca. 11 % lagen andere Gründe wie z. B. ein Ortswechsel vor).

Die statistische Angabe, dass fast 80 % der außerfamiliär untergebrachten Jugendlichen vorher auch nicht mit beiden Eltern zusammengelebt haben, könnte indirekt darauf hinweisen, dass die Jugendlichen schon früh unter entwicklungsstörenden Einflüssen aufwachsen mussten. Der Umstand, dass eingeleitete Hilfsmaßnahmen von mehr als einem Drittel der Jugendlichen selbst beendet werden, bedeutet oft, dass sie von den gesellschaftlich angebotenen Hilfsmaßnahmen nicht mehr erreicht werden können. Das heißt aber auch, dass unsere psychotherapeutischen Bemühungen in hohem Maße von Therapieabbrüchen bedroht sind.

Es ist interessant, dass Psychotherapiestudien, die solche Jugendlichen einschließen, eher selten zu finden sind. So war zum Beispiel in einer sehr verdienstvollen Längsschnittstudie über fehlangepasstes Verhalten bei Jugendlichen (Benzi et al., 2019) im Abschnitt zur Methodik zu lesen, dass von allen minderjährigen Teilnehmern und Teilnehmerinnen die Unterschrift beider Eltern eingeholt wurde. Das heißt aber, dass andere, familienfern untergebrachte Jugendliche in eine solche Studie gar nicht einbezogen wurden; sie würden in einer Studie für eine große Zahl von Drop-outs sorgen. Solche junge Menschen gehören aber auch zu unseren Patientinnen und Patienten.

Seiffge-Krenke und Cinkaya berichten, dass die Psychotherapie-Abbruchquote bei Borderline-Jugendlichen bei 26 % liege; davon werden 63 % der Therapien vonseiten der Patientinnen abgebrochen (Seiffge-Krenke & Cinkaya, 2017, S. 18). Die Autorinnen weisen auf die besonders sensible Anfangsphase hin, da 40 % der Abbrüche innerhalb der ersten 15 Behandlungsstunden erfolgen (ebd., S. 19). Sie beschreiben, wie wichtig eine Abstimmung zwischen Patientin und Therapeutin ist, und dass negative Kommunikationsmuster rechtzeitig aufgegriffen werden sollten (ebd., S. 48).

## 6.3 Therapie als Auflage

Häufig geht der Therapiewunsch für den Jugendlichen von dem Betreuerinnenteam oder der Einrichtung aus. Es kann sogar eine Auflage sein, dass nur bei einer Therapieaufnahme der Jugendlichen der Platz in der Einrichtung gewährt wird. Die Therapeutin sieht sich unter diesen Bedingungen einerseits mit den hohen Erwartungen des Teams konfrontiert, andererseits mit dem Widerstand der Jugendlichen, die sich zur Therapie gezwungen fühlen kann. Rauchfleisch (2019, S. 88) beschreibt für erwachsene BPO-Patientinnen, dass eine solche Auflage sogar manchmal hilfreich sein kann, weil eine äußere Struktur eine fehlende innere Struktur zu Beginn ersetzen kann und dann das erste Therapieziel die Erarbeitung einer eigenen Therapiemotivation sein muss. Jugendliche, die sich in der Ablösungsphase zu mehr Selbstbestimmung befinden, reagieren hingegen auf eine Therapieauflage in der Regel mit einem heftigen Widerstand.

> *Beispiel:* Die 14-jährige Monika kam direkt nach einem Klinikaufenthalt wegen eines Suizidversuchs während einer schweren depressiven Episode und seit zwei Jahren chronischen selbstverletzenden Verhaltens und wiederholten Drogenkonsums in eine therapeutische Wohngemeinschaft (WG). Die bisherige Pflegemutter hatte sich von der Symptomatik und Problematik Monikas in den letzten zwei Jahren überfordert gefühlt, sodass sie Monika nicht mehr aufnehmen wollte. Die Leiterin und das Team der therapeutischen WG stimmten der Aufnahme von Monika nur unter der Bedingung zu, dass sie eine Therapie beginnen würde. Monika machte gegenüber der Einrichtung deutlich, dass sie keine Therapie möchte, und vertrat dies auch im ersten Gespräch vehement gegenüber der Therapeutin. Um den Rahmen für die diagnostische Phase zu sichern, wurde Monika zu ihren Terminen begleitet, danach sollte sie allein in die WG zurückkehren. In den Stunden gab Monika deutlich zu verstehen, dass sie die Therapeutin als machtvolle Handlangerin dieser »Zwangsmaßnahme« sieht, der sie sich ohnmächtig unterwerfen muss. Monika zog sich in passiv-trotziges Schweigen zurück, die Therapeutin fühlte sich hilflos (s. Verlauf im Anhang).

Eine solche Macht-Ohnmacht-Dyade erschwert bei einer »Therapie als Auflage« die Anfangsphase sehr und braucht eine geduldige Haltung gegenüber der heftigen Wut. Es spiegelt gleich zu Beginn die dominante Beziehungserfahrung der Jugendlichen in der Übertragung mit entsprechend heftigen Gegenübertragungsgefühlen wider. Wichtig ist, den Betreuerinnen diese Konstellation von Macht- und Ohnmachtserleben transparent zu machen und sie gemeinsam zu verstehen, mögliches Agieren dieser Dynamik in der WG zu antizipieren und für die in dieser Konstellation häufig auftretende Suizidalität zu sensibilisieren. Ein guter Austausch und klare Kommunikationswege sind hier sehr hilfreich.

*Beispiel:* Das folgende Beispiel von Michael zeigt, wie sensibel und risikoreich der Übergang ins betreute Wohnen sein kann. Michael, 16 Jahre, wurde nach der Anzeige der Schule wegen anhaltender Schulabstinenz von Mitarbeitern des Jugendamts zu Hause aufgesucht. Er war in einem desolaten körperlichen und psychischen Zustand, sodass eine sofortige Unterbringung in einer therapeutischen WG angeordnet wurde, was die schwer depressive und alkoholkranke Mutter ohne Anteilnahme zur Kenntnis nahm. Da Michael sich einer vollstationären Behandlung verweigerte, stimmte die Leitung der WG der Aufnahme Micheals nur unter der Bedingung zu, dass er eine Psychotherapie beginnen würde. Michael wirkte in den ersten Gesprächen passiv, völlig gleichgültig und abgeschottet in sich zurückgezogen. Die Therapeutin hatte das Gefühl, ihn nicht erreichen zu können. Die sehr aufmerksamen Betreuerinnen waren auf die latente Suizidalität von Michael vorbereitet und behielten ihn im Blick. Es wurde zwischen Michael und der Therapeutin ein Antisuizidvertrag vereinbart – unter Einbeziehung der Betreuerinnen. Einige Tage später kehrte Michael vom Schulbesuch nicht in die WG zurück. Jegliche Suche mithilfe der Polizei blieb ergebnislos.

Die getrennten Eltern von Michael wurden von der Polizei benachrichtigt. Sie nahmen weder zur Leitung der WG noch zur Therapeutin, die bis zu diesem Zeitpunkt mit keinem der Elternteile gesprochen hatte, Kontakt auf. Die Therapeutin suchte zweimal das Team der WG auf. Es ging für alle darum, diesen dramatischen Verlauf gemeinsam durchzuarbeiten. Damit waren die Bemühungen aller Hilfesysteme und auch die Arbeit der Therapeutin durch den Jugendlichen beendet. Im gemeinsamen Nachdenken des Teams und der Therapeutin tauchte die Hypothese auf, dass Michael vielleicht nicht bereit war, sich noch einmal auf eine Konstellation einzulassen, die aus seiner Sicht wieder »nur ein vorübergehendes Hilfsangebot« sein konnte. So gesehen hatte er sich für einen Autonomieschritt ohne die ihm angebotene Verbindung mit der Einrichtung entschieden. Aus anderen Quellen wurde später bekannt, dass Michael sich nach dem Kontaktabbruch der Hausbesetzerszene angeschlossen hatte (s. Verlauf im Anhang).

## 6.4 Einzelgespräche mit Betreuerinnen oder aufsuchende Arbeit im Team

Die Arbeit mit dem Betreuerinnenteam kann *aufsuchend erfolgen*, indem Termine mit dem Team in der Einrichtung verabredet werden. Auf diese Weise können wir uns vor den oft wechselnden Betreuerinnen wie auch vor häufigen Absagen der Termine wegen Arbeitsüberlastung oder »Feuerwehrsituationen« in der Einrichtung schützen. Die Therapeutin gewinnt ein eigenes Bild von der Einrichtung und dem Betreuerinnenteam und davon, welche Dynamik die Jugendliche im Team auslöst. Wir können ein Bild von der Jugendlichen aus den verschiedenen Perspektiven der Betreuerinnen gewinnen, die unterschiedlichsten Teilselbst- und Teilobjektbeziehungen widerspiegeln. Das Gleiche gilt für die Geschwisterdynamik unter den Jugendlichen. Oft sind wir im Team als Container für die psychischen Belastungen der Betreuerinnen gefragt oder können aktualisierte Spaltungsmechanismen in den Sitzungen beschreiben und bearbeiten. Andererseits dringen wir in die reale Lebenswelt unserer Patientin ein und erschweren für uns durch eigene Eindrücke ein offenes, unvoreingenommenes Aufnehmen der subjektiven Erlebensweisen der Jugendlichen. Unsere Teilnahme an Teamsitzungen, in denen über unsere Patientin gesprochen wird, wirkt sich auf das gesamte Team und indirekt auf die Patientin aus, die dadurch möglicherweise einen positiv oder negativ getönten »Sonderstatus« bekommt.

*Beispiel:* Die Leiterin der WG meldete Jana, 14 Jahre, zur Therapie an. Im ersten Gespräch, zu dem Jana in Begleitung ihrer Bezugsbetreuerin und der Leiterin der Einrichtung erschien, erfuhr die Therapeutin, dass Jana erst vor Kurzem wegen massiver Regelverletzungen in der vorherigen WG in diese Einrichtung »zwangsverlegt« wurde. Seitdem – so die Leiterin – habe sie wiederholt mit Suizid gedroht und sich selbst verletzt. Als besonders gravierend für die Gruppe der Mitbewohner sei es gewesen, dass Jana sich heimlich Drogen und Alkohol beschafft und gemeinsam mit anderen Mitbewohnerinnen außerhalb der Wohnstätte konsumiert habe. Nach weiteren Vorgesprächen entschied sich die Therapeutin zu einer aufsuchenden Arbeit. Einerseits war deutlich geworden, dass die Bezugsbetreuerin durch das heftige Agieren von Jana in ständiger Alarmbereitschaft war und eine verlässliche Verabredung, auch wegen der geringen Personaldecke, kaum zu erwarten war. Andererseits stellte sich sehr schnell heraus, dass Janas Agieren in der Peergroup heftige Affekte im Team der Betreuerinnen auslöste. Dadurch wurde nicht nur Jana in eine Sündenbockrolle, sondern auch die Bezugsbetreuerin in die Rolle einer Außenseiterin gedrängt. In dieser Situation stimmte die Therapeutin zu, alle zwei Wochen an den regelmäßig stattfindenden Teambesprechungen teilzunehmen, damit gemeinsam über die Probleme um und mit Jana gesprochen werden konnte (s. Verlauf im Anhang).

Eine ganz andere Dynamik entwickelt sich, wenn Termine mit der Bezugsbetreuerin in der eigenen Therapiepraxis stattfinden. Wir halten dann einen deutlichen Abstand im Sinne der *Abstinenz zum Lebensumfeld der Patientin* ein. Wir sind offen für die Beschreibungen der Betreuerin und unserer Patientin, ohne eigene Wahrnehmung und eigenes Erleben vor Ort. In der Praxis kann in der Zweiersituation eine persönlichere Beziehung entstehen, die einer Beziehung zu einem Elternteil ähneln kann, bei gleichzeitiger Aufrechterhaltung einer professionellen Distanz. Die dyadischen Beziehungsmuster zwischen Betreuerin und Patientin können leichter fokussiert werden. Gleichzeitig fehlt das Umfeld der Einrichtung mit seiner Dynamik des Betreuerinnenteams und der Geschwisterkonstellation zwischen den Jugendlichen. Wir halten so mehr Abstand zu dem oft enormen Druck dieser äußeren Realität. Wir können uns jedoch Szenen beschreiben lassen und über diese gemeinsam nachdenken, um das Verstehen der Probleme der Patientin zu vertiefen. Wir arbeiten an dyadischen Mustern, die Wiederholungen von Eltern-Kind-Teil-Dyaden darstellen können, um den Wirkmechanismus der Betreuerin auf die Patientin nachvollziehbar zu machen.

Inwieweit Dyaden, die sich zwischen der Betreuerin und der Therapeutin konstellieren, im Hier und Jetzt aufgegriffen und bearbeitet werden können, wird von der Entwicklung eines gemeinsamen Arbeitsbündnisses abhängen. Möglich und oft auch erforderlich ist die Bearbeitung von dyadischen Konstellationen, wenn es um die Aufrechterhaltung der Rahmenbedingungen geht.

*Beispiel:* Die Bezugsbetreuerin der 15-jährigen Alicia sagte den Termin für die Patientin auf dem Anrufbeantworter der Therapeutin kurzfristig wegen eines Ausflugs ab, obwohl vereinbart war, dass Alicia für Absagen selbst zuständig ist und Freizeitaktivitäten kein Grund für ein Versäumnis der Therapiestunde seien. Die Therapeutin war darüber verwundert, weil die Betreuerin die Therapie von Alicia bisher unterstützte. Beim nächsten Gesprächstermin mit der Betreuerin versuchte die Therapeutin zu klären, wie die Situation zuvor war, die dann zu der Absage durch die Betreuerin führte, und fasste dann zusammen:

»Sie haben mir erläutert, dass an diesem Tag Alicia sehr depressiv aus der Schule gekommen ist. Alicia habe das im Zusammenhang mit dem Streit mit ihren zwei besten Freundinnen gebracht, die sie ausgeschlossen hätten. Alicia hat Ihnen dann deutlich gemacht, dass sie zu depressiv und erschöpft sei, um zur Therapie zu gehen, zumal die Therapiestunden immer sehr anstrengend seien, weil ich oft viel zu streng sei. Sie haben sich bemüht, Alicia zu trösten und ihr einen Bummel durch die Altstadt angeboten. Würden Sie das auch so sehen?«

Die Betreuerin stimmte dem zu. Die Therapeutin fuhr fort:

»Ich möchte mit Ihnen den Ablauf verstehen und die Muster herausfinden. Es gibt eine Dreieckssituation in der Schule, in der sich Alicia in folgender Weise ausgeschlossen fühlt: Die ›bösen‹ Freundinnen und die ›arme‹ Alicia, also eine Spaltung zwischen Gut und Böse. Dann kommt es zu einem weiteren Dreieck zwischen Alicia, Ihnen und mir und in diesem Fall werde ich ausgeschlossen. Auch hier gibt es eine Spaltung zwischen der strengen Therapeutin und der tröstenden Betreuerin. Wie sehen Sie es?«

Die Betreuerin zeigte sich überrascht und sagte dann lächelnd: »An Spaltung habe ich in dem Moment gar nicht gedacht. Sieht ja so aus, dass ich mich habe verführen lassen, dieses Mal hilfreicher als Sie und die Therapie sein zu wollen.«

Eine andere große Herausforderung an ein Betreuerinnenteam stellt die gleichzeitige Zusammenarbeit mit den leiblichen Eltern bzw. mit anderen familiären Bezugspersonen dar, insbesondere wenn kein gegenseitiges Einverständnis zwischen Jugendlichen und sorgeberechtigen Eltern(-teilen) vorliegt. Einerseits geht es darum, die Eltern im Rahmen ihrer begrenzten Elternfunktion einzubeziehen und den Kontakt zu erhalten, andererseits müssen die Betreuerinnen Grenzen gegenüber den Eltern mit den Jugendlichen und auch anstelle von ihnen durchsetzen können. Häufig müssen die Betreuerinnen auch die von den Jugendlichen auf sie verschobene Wut und Zerstörungsimpulse, die eigentlich Ausdruck der Enttäuschung und Verlassenheit gegenüber den Eltern ausdrücken, aushalten.

## 6.5 Helferkonferenzen – Pro und Contra

Zu Helferkonferenzen werden alle Beteiligten, die mit der jugendlichen Patientin zu tun haben, eingeladen. An der Konferenz können zum Beispiel Vertreterinnen des einladenden Jugendamts, der Schule und der Schulleitung (z. B. Klassenlehrerinnen), Vertreterinnen aus der Klinik, des psychiatrischen Dienstes für Kinder- und Jugendliche und niedergelassene Ärztinnen und Psychotherapeutinnen, Vertreterinnen aus der Wohneinrichtung, eventuell die gesetzliche Betreuerin, die Eltern(-teile) und die Jugendliche selbst teilnehmen. Die Konferenzen finden regelmäßig oder bei Bedarf statt, wenn Entscheidungen zu Maßnahmen anstehen. Die Helferkonferenz soll die Möglichkeit bieten, die Sicht und Expertise der verschiedenen beteiligten Fachrichtungen einzuholen. Viele Therapeutinnen lehnen die Teilnahme strikt ab, weil sie ein Verlassen des Therapieraums nicht wünschen und ihre therapeutisch-abstinente Haltung sowie ihre technische Neutralität bedroht sehen. Außerdem schätzen sie die Teilnahme als Agieren oder Gegenagieren der Therapeutin ein. Als zentrale Aufgabe der Therapeutin wird das Bemühen um das Verstehen der Problematik bzw. des Prozesses der Patientin gesehen. Hingegen geht es in einer Helferkonferenz um die Entscheidung und Einleitung von Handlungsschritten mit der Erwartung an uns, aus unserem Verständnis der Problematik der Jugendlichen oder aus unserer Einschätzung der Elternkompetenz Stellung zu nehmen.

Hier stehen sich zwei konträre Positionen gegenüber, insbesondere dann, wenn unsere Patientin selbst und Eltern(-teile) bei der Konferenz anwesend sind: Einhalten des Rahmens bzw. der Abstinenz durch Nicht-Teilnahme versus Teilnahme und Toleranz gegenüber einer passageren Veränderung des äußeren Rahmens, um eine mögliche Einflussnahme auf die äußere Realität unserer Patientin nehmen zu können, die wir aus der Sicht des therapeutischen Prozesses für sinnvoll erachten. Rauchfleisch (2019, S. 82) hält eine therapeutische Aktivität im sozialen Umfeld der Patientin, wie zum Beispiel die Teilnahme an einer Helferkonferenz für durchaus sinnvoll. Dabei bezieht er sich auf erwachsene BPO-Patientinnen. Er findet dabei wichtig, dass die Patientin ebenfalls an dieser Konferenz teilnimmt, was aus seiner Erfahrung die Transparenz der gemeinsamen Arbeit fördert, die oft durch ein starkes Misstrauen begleitet ist, und die Selbstverantwortung der Patientin stärkt. Die Arbeit mit Eltern, die selbst in ihrer Elternkompetenz eingeschränkt sind, sowie mit Betreuerinnen und den Jugendlichen selbst im Rahmen ihrer eigenen TFP-Behandlung stellt ein wesentlich komplexeres System dar. Hier muss die Therapeutin die Vor- und Nachteile einer Aktivität im sozialen Umfeld in Hinblick auf alle Beteiligten sorgfältig abwägen.

*Wichtig ist es anzuerkennen, dass wir sowohl bei Teilnahme als auch bei Nicht-Teilnahme Wirkung setzen und Affekte wie Hoffnung, Enttäuschung, Frustration oder Ärger auslösen.* Ob wir teilnehmen oder nicht, wir müssen uns einerseits um eine Position der *interpersonellen Neutralität* gegenüber unseren Patientinnen, den Eltern(-teilen) und den anderen Beteiligten bemühen, indem wir uns im Konflikt nicht mit einer Person gegen eine andere verbünden. Andererseits müssen wir eine Position der *intrapsychischen technischen Neutralität* (s. a. Fußnote 4 gegenüber den Konflikten in unserer Patientin oder den Elternteilen finden (s. hierzu Kap. 10.4).

## 6.6 Gesundheits- und sozialpolitische Notwendigkeiten

In der Auseinandersetzung mit unseren Fallbeispielen wurde der Arbeitsgruppe deutlich, wie unzureichend die Rahmenbedingungen des bundesdeutschen Gesundheitssystems für diese schwierige Arbeit sind. Dies betrifft den zu geringen Behandlungsumfang für die schwer kranken jugendlichen Patientinnen wie auch für die begleitenden Elternstunden dieser besonderen Elterngruppe. Die Elternarbeit innerhalb der Behandlung von jugendlichen Patientinnen mit einer Persönlichkeitsstörung erfordert in Hinblick auf die Rahmenbedingungen mehr Gestaltungsmöglichkeiten: So sollte sich zum Beispiel die Planung von Elternstunden zukünftig am Bedarf der Therapieförderung orientieren anstatt rigide ein bestimmtes Verhältnis von Eltern- und Patientinnenstunden festzulegen; die Mitwirkung der Therapeutinnen in der Vernetzungsarbeit zwischen

Betreuungsteams, Wohneinrichtungen, Kliniken, Behörden, Jugendhilfe, jugendpsychiatrischen Diensten, Schulen oder Arbeitsvermittlungsstellen wird zurzeit nur spärlich oder noch gar nicht finanziert und erfordert einen Erstattungsrahmen. Hierzu gehört auch eine bessere Vernetzung der Hilfesysteme, worauf Kreft et al. in einer noch unveröffentlichten Arbeit verweisen. In diese Richtung gehen auch die Forderungen von Schepker et al. in ihrer Arbeit mit dem Titel »Aufbruch zu einer patientenorientierten Psychotherapie des 21. Jahrhunderts« (Schepker et al., 2014). Sie schreiben: »Kinder und Jugendliche mit ausgeprägten Störungen brauchen [...] äußerst flexible und individualisierte psychotherapeutische Settings in Zugang und Frequenz« (ebd., S. 354). Gründe, die den Zugang zur ambulanten Behandlung zusätzlich erschweren können, erkennen die Autorinnen in benachteiligender Schichtzugehörigkeit und Armut, schlechter Erreichbarkeit von Therapeutinnen bzw. zu geringe Anzahl von Therapeutinnen, zerstrittenen Eltern wie auch Sprachbarrieren bei Familien mit Migrationshintergrund.

### *Anmerkung zur Verlegung in andere Einrichtungen nach Regelverstößen der Jugendlichen*

Die Fallbeispiele von *Jana und Alicia* (s. Verlauf im Anhang) zeigen eine Schwachstelle im Hilfesystem auf. Bei Jugendlichen, die gefährdet sind, verstärktes antisoziales Verhalten zu entwickeln, müssen wiederholte Regelverstöße selbstverständlich Konsequenzen nach sich ziehen. Dies gilt vor allem dann, wenn die Gruppe der Mitbewohnerinnen in Gefahr gerät, negativ beeinflusst zu werden. Die häufige Verlegung von Jugendlichen von einer WG in die nächste ist sicher kein angemessenes Mittel, diesen Schwierigkeiten der Jugendlichen zu begegnen, vielmehr birgt es die Gefahr, die antisoziale Problematik zu verstärken. Die betreuenden Personen bzw. Einrichtungen brauchen stattdessen eine intensive Unterstützung darin, angemessene Konsequenzen für die Jugendlichen durchführen zu können, bei denen aber gerade dann die Beziehung aufrechterhalten werden muss. Nur so können Schritte zu einer Integration von guten und schwierigen Seiten, die in jeder Beziehung durchgestanden werden müssen, stattfinden. Dies ist vor dem Hintergrund der Erfahrung dieser Jugendlichen erforderlich.

Wünschenswert wäre, dass diese besonders schwierige therapeutische und betreuerische Arbeit mit besonders gefährdeten Jugendlichen auf einer gemeinsamen TFP-Konzeptualisierung aufbaut. Dies würde die Verständigung zwischen den unterschiedlichen Helfergruppen erleichtern, eine verbesserte Abstimmung im Umgang mit den Jugendlichen wie auch eine Übereinkunft von schrittweisen Zielsetzungen für die Jugendlichen ermöglichen. Dafür wäre eine Schulung der betreuenden Teams in der Anwendung basaler TFP-Techniken und eine regelmäßige Einzel- und Teamsupervision notwendig!

# 7 Einschätzung des Funktionsniveaus der Eltern und der pädagogischen Kompetenz der Betreuerinnen

In den Gesprächen mit den Eltern wollen wir gleichzeitig eine Einschätzung deren elterlichen Funktionsniveaus sowie eine Einschätzung der zu erwartenden Mitarbeit gewinnen, um den Rahmen der Elternarbeit besser planen zu können. Grieser erwähnt »die diagnostische Einschätzung der Eltern im Hinblick auf ihre elterliche Funktion« (Grieser, 2018, S. 30ff.). Ahlheim präzisiert die defizitäre Elternfunktion und spricht von »strukturell wenig integrierten Eltern« (Ahlheim, 2007, S. 264).

Wir sehen das Funktionsniveau der Eltern im Zusammenhang mit einer strukturellen Einschätzung der Persönlichkeitsorganisation der Eltern in Hinblick auf ihre elterlichen Aufgaben. So wie Grieser (2018, S. 21) halten auch wir es für wichtig, uns ein umfangreiches Bild von der (all)täglichen Lebensrealität der Familie bzw. Teilfamilie zu machen. Die Verfügbarkeit elterlicher Kompetenz kann bedeutsam von den äußeren Lebensbedingungen und den ökonomischen und sozialen Ressourcen abhängen. Das kann gerade auf die Elterngruppe mit geringem Funktionsniveau zutreffen, die oft erschwerte Lebensbedingungen und wenig Zugang zu solchen Ressourcen haben (s. a. Ludwig-Körner, 2016b, S. 22f.). Novick und Novick (2008, S. 219ff.) beschreiben eine innere Elternfunktion und nehmen keinen Bezug auf die äußeren Lebensumstände der Eltern. Zu dieser inneren Elternfunktion gehört zum Beispiel, »inwieweit bestimmte Elternfunktionen internalisiert wurden« durch eigene Erfahrungen mit Eltern oder anderen Vorbildern wie zum Beispiel Lehrern (ebd.). Dazu zählt für die Autorinnen auch, ob bzw. wie Bestätigung, Unterstützung, Regulierung von Gefühlen und Impulsen wie auch Orientierung und Normen vermittelt worden sind. Sehr häufig haben Eltern mit strukturellen Defiziten solche Erfahrungen an Vorbildern nicht erlebt und können diese entsprechend nicht an die eigenen Kinder weitergeben. Althoff (2017, S. 102) hebt als einziges prognostisches Kriterium für die Elternarbeit deren Umstellungsfähigkeit hervor.

Zu folgenden Bereichen stellen wir während der Diagnostikphase der Jugendlichen Fragen an die Eltern, um ein umfassendes psychodynamisches Bild von den Eltern und den Interaktionen der Familie zu bekommen. Das betrifft:

- Fragen zur Elternkompetenz
- Fragen zur Struktur und Dynamik der Familie
- Fragen zur Genese der Eltern
- Fragen zu bisherigen sozialpädagogischen oder psychotherapeutischen Maßnahmen

## 7.1 Fragen zur Elternkompetenz

Ein wesentlicher Bestandteil der Elternkompetenz ist *die triadische Kompetenz.* Von Klitzing definiert »die triadische Kompetenz im Kontext der Elternschaft als die Fähigkeit, […] das Kind als Drittes bereits auf der Ebene der Vorstellung in die eigene Beziehungswelt zu integrieren ohne sich selbst oder den Partner aus der Beziehung zum Kind auszuschließen« (von Klitzing & Stadelmann, 2011, S. 955). Schon früher konnte von Klitzing (2002, S. 869) in einer Längsschnittuntersuchung nachweisen, dass diese Fähigkeit der Eltern einen positiven Einfluss auf eine gesunde Entwicklung des Kindes hat.

Einerseits geht es um die interpersonelle Fähigkeit der Eltern, in einer Drei- oder Mehr-Personen-Konstellation die Spannung aushalten zu können und auch vorübergehend ausgeschlossen zu sein. Andererseits geht es um die Entwicklung der intrapsychischen Fähigkeit der Triangulierung, das heißt, dass die Eltern über sich und das Kind nachdenken, es als eine getrennte Person wahrnehmen können und sich so ein innerpsychischer Raum entwickeln kann (s. a. den Exkurs zur Triangulierung: Kap. 9).

Wie bereits an anderer Stelle beschrieben (Kehr & Köpp, 2018, S. 55) teilen wir die Sicht von von Klitzing, dass ein Säugling grundsätzlich zu triadischen Beziehungen fähig ist, dass aber zu beobachten ist,

> »dass bei frühen Störungen Triaden immer wieder in Zwei-plus-eins-Beziehungen schnell zerfallen und dass solche Aufspaltungs- und Zerfallsprozesse oft als Folge früher emotionaler Belastungen und Traumata Oberhand gewinnen. Die Bevorzugung der dyadischen Beziehungsformen in solchen Momenten, in denen das Kind durch innere und äußere Belastungen emo-

tional herausgefordert wird, ergibt sich aus deren verhältnismäßig einfacher Struktur« (von Klitzing, 2002, S. 880; s. a. Abb. 1).

Wie zuvor beschrieben, gelingt es den Müttern unserer Patientinnen zumeist nicht, eine sichere, libidinöse Dyade mit dem Baby herzustellen, die entwicklungsfördernd ist. Unsere Patientinnen erfahren weder ein hinreichendes Containment noch eine angemessene Affektspiegelung, wie von Bion (1962) bzw. Fonagy und Target (2006) beschrieben. Beides setzt eine triadische Kompetenz voraus.

Daher arbeiten wir in der TFP mit diesen »Zerfallserscheinungen«, den Dyaden von Teilselbst- und Teilobjekt-Repräsentanzen, die durch frühe Spaltungsabwehr entstanden sind und die durch Arbeit an dieser Abwehrformation integriert werden sollen. Der Affekt ist die wichtige Verbindung zwischen einer Selbst- und Objektrepräsentanz in einer Dyade. Die Entwicklungsaufgabe besteht in der zunehmenden Integration von gegensätzlichen Affekten und den damit verbundenen Teilselbst- und Teilobjektrepräsentanzen zu komplexeren Einheiten. Damit wird dann auch triadische Kompetenz gefördert.

Die Eltern unserer jugendlichen Patientinnen verfügen meistens nicht über eine triadische Kompetenz und können sie infolgedessen nicht an ihre Kinder vermitteln. Wie schon beschreiben sieht von Klitzing (2011, S. 956) in der triadischen Kompetenz die Voraussetzung bzw. die Grundlage für die Elternarbeit. Diese Grundlage gilt es bei Eltern unserer Patientinnen soweit wie möglich zu erarbeiten.

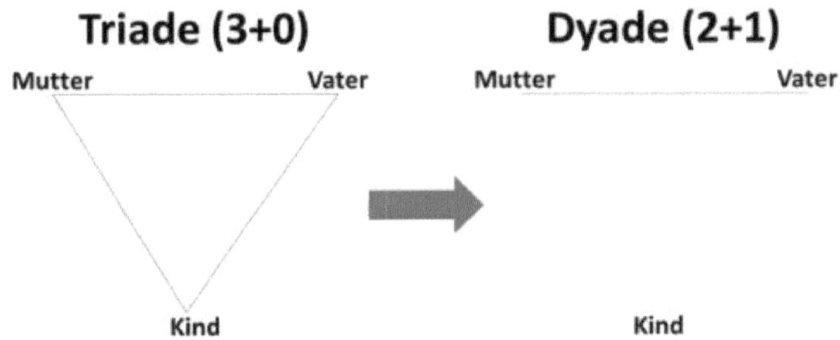


Abb. 1: Beispielhaftes Schema für den Zerfall einer passager entstandenen Triade in eine Dyade mit Ausschluss einer Person der vorherigen Triade.

*Beispiel* für fehlende triadische Kompetenz bei Sophies Mutter: Die alleinerziehende Mutter kam mit der 14-jährigen Tochter Sophie zum ersten Gespräch, nachdem sie beim telefonischen Erstkontakt von einem Suizidversuch ihrer Tochter berichtet hatte und deswegen dringend Therapie für ihr Kind suchte. Sie begann das Gespräch damit, wie sehr sie Sophies Suizidalität belaste und dass sie kaum noch schlafen könne. Die Therapeutin wandte sich an Sophie und fragte, wie sie sich fühle und wie sehr sie akut mit den Gedanken, sich umzubringen, beschäftigt sei. Sophie schwieg, die Mutter antwortete, dass Sophie ihr das ja gar nicht antun wolle. Die Therapeutin sprach die Mutter an, dass sie ihre Belastung gut nachvollziehen könne, dass sie aber jetzt von Sophie erfahren möchte, ob sie sich aktuell sehr belastet fühle und suizidale Gedanken habe. Die Mutter zog sich gekränkt zurück mit der Bemerkung, dass sie ja am besten wisse, ob Sophie belastet sei (s. Verlauf im Anhang).

Eine weitere Elternkompetenz besteht in der Fähigkeit, mit der elterlichen Überlegenheit als Erwachsene umgehen und diese Überlegenheit auch aushalten zu können. Das bedeutet, im Erleben ihrer Kinder sowohl »gute« wie auch »böse« Eltern sein zu können. Weiterhin gehören dazu die Persönlichkeitsvariablen wie Angst- und Frustrationstoleranz sowie Affekt- und Impulskontrolle im Erziehungsverhalten gegenüber dem Kind. Wir müssen klären, wie die Bereitschaft der Eltern zur Verantwortungsübernahme und Mitarbeit einzuschätzen ist. Fragen zum Erziehungsstil und zu den Erziehungszielen der Eltern sind genauso wichtig wie solche zu eigenen Wertvorstellungen und zur Wertevermittlung. Damit versuchen wir uns ein Bild von der Überich-Struktur der Eltern zu machen.

*Beispiel* zur Schwierigkeit auch eine »böse Mutter« sein zu können und zur Überich-Struktur der Mutter von Nicole: Die Mutter der 15-jährigen Nicole berichtete als einen Anlass ihres Kommens, dass sie wiederholt von der Schulleitung darüber unterrichtet worden sei, dass Nicole der Schule immer wieder unentschuldigt fernbleibe, und dass die Schulleitung daher eine Psychotherapie für Nicole empfohlen habe. Auf Nachfragen der Therapeutin räumte die Mutter ein, Nicole habe ihr gegenüber zugegeben, dass sie nur einmal einen Vormittag im Kaufhaus verbracht habe. Auf die Überlegung der Therapeutin, wie es ihr, der Mutter, damit gehe, dass Nicole sie beschwindele und sie erst durch die Schulleitung von den häufigen Schulversäumnissen ihrer Tochter erfahren habe, erwiderte die Mutter, dass Nicole sie niemals belügen wolle. Zum Erstaunen der Therapeutin führte die Mutter als Erklärung an, dass Nicole so belastet sei, weil sie keinen Kontakt zu ihrem leiblichen Vater habe; manchmal quäle sie das so sehr, dann könne sie die Schule einfach nicht aushalten. Im Weiteren berichtete die Mutter, dass sie sich über ihren Partner ärgere, der sich über Nicoles Schwänzen und Lügen aufrege und Nicole Vorwürfe mache. Sie – die Mutter – bleibe dagegen ganz ruhig und verständnisvoll, denn Nicole sei ja noch ein Kind (s. Verlauf im Anhang).

## 7.2 Fragen zur Struktur und Dynamik der Familie

Es ist hilfreich durch den Blick der Eltern zu erfahren, wie die Familie ihren Alltag und auch ihre Freizeit organisiert, wer für welche Aufgaben zuständig ist, welche Rolle die einzelnen Familienmitglieder übernehmen bzw. wie die Bedürfnisse oder Interessen des Einzelnen berücksichtigt werden. Dies ist besonders wichtig bei getrennten Elternpaaren mit neuen Stief- oder Halbgeschwistern. Es ist von Interesse, wie das Elternpaar auf der Paarebene miteinander umgeht und ob Eltern auch als Liebespaar erkennbar sind. Dazu gehört auch der Umgang mit Sexualität, zum einem auf der Paarebene, zum anderen in Bezug auf ihre Einstellung und Akzeptanz von Sexualität der Jugendlichen. Auch die Einstellung der Eltern zu Arbeit und Leistung und ihre entsprechenden Erwartungen an ihre Kinder sollten erfragt werden. Letztlich sollte sich die Therapeutin ein Bild von der sozioökonomischen Situation der Familie und ihrem sozialen Umfeld machen und davon, wie die Familienmitglieder Kontakte zu Dritten gestalten oder unterbinden.

Wir finden in dieser Elterngruppe oft problematische sozioökonomische Lebensbedingungen vor, die selbstverständlich in die Elternarbeit einfließen. Die persönlichkeitsstrukturellen Schwierigkeiten vieler Eltern, wie eine nicht ausreichende soziale Kompetenz oder eine geringe Fähigkeit zur Realitätsprüfung, können bei diesen Eltern zu Problemen im sozialen Umfeld oder am Arbeitsplatz beitragen, was oft auch zu einer höheren Isolation der betroffenen Familien führt. Häufig finden wir zerstrittene Verwandtschaftsverhältnisse und Kontaktabbrüche. Eine soziale Einbettung in einen Freundes- und Nachbarschaftskreis fehlt in vielen Fällen völlig.

*Beispiel* für die Familiendynamik der Patchworkfamilie von Melanie: Die 14-jährige Melanie wurde nach einem ernsthaften Suizidversuch wegen selbstverletzenden Verhaltens und wegen ihres sozialen Rückzugs vorgestellt. Im ersten gemeinsamen Gespräch mit Mutter, Stiefvater (Firat) und Melanie erklärte Melanie aus ihrer Sicht ihre Probleme in der Familie, zu der ihr zweijähriger Halbbruder Ben gehört und an Wochenenden auch die 15-jährige Stiefschwester Hasiyne:

»Seit der Geburt von Ben meckert Firat nur noch an mir rum. Nichts mache ich richtig, vielleicht hat er ja schlechte Laune, weil er seinen Job verloren hat. Hasinye lässt er immer in Ruhe, nur ich muss mich immer allein um Ben kümmern. Mutter kann da nicht viel machen, die ist total fertig und liegt viel im Bett. Früher sind wir mal ins Kino gegangen, jetzt verbietet Firat alles« (s. Verlauf im Anhang).

## 7.3 Fragen zur Genese der Eltern

Hier geht es darum, ein Bild von den Beziehungserfahrungen der Eltern mit ihren eigenen Eltern, von deren Erziehungsstil und Wertekatalog zu gewinnen. So können wir die verinnerlichten Beziehungsmuster der Eltern in ihrer Wirkung auf die Jugendlichen wiedererkennen. Es sollte auch bis in die großelterliche Generation nach chronischen körperlichen und psychischen Erkrankungen, Suiziden und Süchten gefragt werden. Die Entwicklung der Paarbeziehung sollte vom Kennenlernen über den Zeitpunkt der Zeugung und der Geburt des Kindes bis hin zur aktuellen Situation eruiert werden.

## 7.4 Fragen zu bisherigen sozialpädagogischen und therapeutischen Maßnahmen

Ausführlich sollte danach gefragt werden, wie bisher versucht wurde, der Problematik und Symptomatik der Jugendlichen zu begegnen. Dabei ist es wichtig, von den Eltern zu erfahren, was aus ihrer Sicht gelungen und was gescheitert ist. Auch hierbei können oft sich wiederholende Beziehungsdyaden erkannt werden, wie zum Beispiel eine anspruchsvoll fordernde Mutter gegenüber nie genügenden Helferinnen bzw. eine Abwehr von Schuld, die auf die andere projiziert wird.

> *Beispiel* von Schuldabwehr durch Projektion bei Nicoles Mutter: Die Mutter der oben schon erwähnten 15-jährigen Nicole berichtete sehr aufgebracht, dass sie viele Gespräche mit der Schulleitung geführt habe, diese sich aber nicht darum gekümmert habe, dass das Mobbing gegenüber ihrer Tochter unterbunden wird. Die Schulsozialarbeiterin habe im Gespräch mit Nicole und einigen Mitschülerinnen Nicole nicht einmal vor deren Angriffen geschützt. Sie habe sich daraufhin an den Schulpsychologischen Dienst gewandt. Dieser habe aber nur ein gemeinsames Gespräch mit ihr, Nicole und der Klassenlehrerin vorgeschlagen, nicht einmal eine Hospitation in der Schule hätten sie gemacht. Niemand helfe ihrer Tochter.

Mit den oben genannten Fragen wollen wir uns ein umfassendes Bild des »Funktionierens« der Eltern gegenüber der Jugendlichen verschaffen. Die Inhalte der Antworten, aber besonders das Wie der Antworten hilft uns bei der Einschätzung des Funktionsniveaus der Eltern (s. dazu auch Kap. 11.1). Das Augenmerk sollte immer darauf gerichtet sein, wie Dreier- bzw. Mehrpersonenkonstellationen gehandhabt werden.

## 7.5 Pädagogische Kompetenzen der Betreuerinnen

Es ist an dieser Stelle im Prinzip konsequent, sich auch ein Bild von der erzieherischen Kompetenz von Betreuerinnen zu machen und die Dynamik des Teams insgesamt einzuschätzen.

Wie bei den Eltern ist eine gute triadische Kompetenz auch bei den Betreuerinnen hilfreich – auch hier in zweierlei Hinsicht: als intrapsychische Fähigkeit über die Jugendlichen nachzudenken, sich deren inneres Erleben zu erschließen, wie auch als Fähigkeit in einer Dreier- und Mehrpersonenkonstellation integrativ gegen Ausgrenzung wirksam zu sein. Auch die Fähigkeit zur Affekt- und Impulskontrolle ist besonders bei diesen Jugendlichen, die bei den Betreuerinnen eigene heftige Gefühle mobilisieren können, wichtig.

Hier ist es zentral, einen häufig zu beobachtenden Unterschied zwischen pädagogischer und therapeutischer Herangehensweise festzuhalten: Die therapeutische Arbeit mit der Wahrnehmung von Gegenübertragungsgefühlen und -fantasien mit oft heftigen positiven oder negativen Affekten bezieht unsere eigenen inneren Antworten auf die Jugendlichen in unser

Verstehen-Wollen mit ein, während in der pädagogischen Arbeit die Herausforderung besteht, insbesondere negative Affekte professionell zu kontrollieren. Wie in der ersten Begegnung mit Eltern (s. Kap. 10.1) ist es hilfreich, sich die Dyaden der ersten Begegnung mit den Betreuerinnen zu verdeutlichen.

Heidrich und Aschermann (2019, S. 15) beschreiben aus pädagogischer Perspektive Erziehungskompetenzen und beziehen sich dabei auf Schneewind (2010). Sie führen vier Kategorien an, die sinngemäß folgendermaßen zusammengefasst werden können: Erziehende sollten introspektiv in der Lage sein, das eigene Erleben und Verhalten zu reflektieren sowie eigene, vor allem negative Emotionen zu kontrollieren. Des Weiteren sollten sie Wertvorstellungen und Entwicklungsziele für das Kind entwickeln können sowie in der Lage sein, das eigene Verhalten dem sich ändernden Entwicklungsstand des Kindes gemäß zu verändern. Sie sollten über die Fähigkeit verfügen, kindliche Bedürfnisse zu erkennen und eine angemessene Eigenständigkeit des Kindes zuzulassen, gleichzeitig aber auch Grenzen zu setzen und unangemessenes Verhalten angemessen zu regulieren.

Hier lassen sich deutliche Überschneidungen mit den von uns beschriebenen Kategorien für die Elternkompetenz erkennen. Es ist allerdings nicht unsere vorrangige Aufgabe, die Erziehungskompetenz der Betreuerinnen einzuschätzen oder zu verbessern. Ein Bild von der Erziehungskompetenz der Betreuerinnen mithilfe dieser und unserer Kategorien kann aber dabei helfen, die Gespräche mit den Betreuerinnen zu gestalten: So kann gemeinsam erörtert werden, mit welchen Schwierigkeiten wir gegebenenfalls rechnen müssen und wie wir über Symptomatik, Problematik, und über innere und äußere Beweggründe des Handelns der Jugendlichen nachdenken und sie verstehen können. Dadurch entsteht die Chance, dass die Betreuerin erweiterte oder auch neue Wege für ihr pädagogisches Handeln entwickeln kann.

Bei der aufsuchenden Arbeit der Therapeutin mit Betreuerinnen lernen wir auch das Team und die Leitung kennen. Wie Lohmer (2013, S. 159) schreibt, können Borderline-Patientinnen ein Team durch die eigene Konfusion und ihre Neigung zur Spaltung in seiner Integrationsfähigkeit erheblich belasten. Die Fähigkeit des Teams Spaltungen, projektive Identifikationen oder primitive Idealisierungen bzw. Entwertungen zu erkennen, zu klären, zu halten oder zu bearbeiten, ist entscheidend für die Aufrechterhaltung der Fähigkeit zur Zusammenarbeit. Wenn es durch Triangulierung gelingt den Druck des Zerfalls in dyadische Subsysteme aufzufangen, kann eine Integrationsarbeit gelingen. Oft bedarf es einer Leitung oder eines Dritten (z. B. eines Supervisors), um den triangulierenden Blick wiederherzustellen.

# 8 Ziele der Arbeit mit Eltern und Betreuerinnen

## 8.1 Ziele der Elternarbeit

Um Ziele der Elternarbeit zu definieren, müssen zunächst die Defizite in der elterlichen Fürsorge gegenüber dem Kind festgestellt werden, die wiederum vor dem Hintergrund der psychischen Störungen der Eltern gesehen werden müssen, so wie sie in Kapitel 5 beschrieben wurden.

Eine ausführliche Diagnostik des Funktionsniveaus der Eltern (s. Kap. 7) hilft, realistische Ziele zu definieren. Das geschieht im Sinn der beiden folgenden Fragen: »Wo hole ich die Eltern ab?« und »Was möchte ich mindestens mit ihnen erreichen bzw. welche Ziele wären wünschenswert?«

Manchmal ist es schon viel, wenn ein Abbruch der Therapie der Jugendlichen durch Agieren der Eltern verhindert werden kann, indem die Eltern die Therapie tolerieren und damit etwas Drittes, die Therapeutin, zulassen können. Angestrebt wird, dass beide Eltern mitarbeiten, gemeinsam oder getrennt. Grundsätzlich geht es darum, Wege aus der Sackgasse zu finden und den Eltern wie ihrem Kind Möglichkeiten zu weiteren Entwicklungsschritten sowie ein gegenseitiges Verstehen zu eröffnen. Damit einhergehend ist eine Verbesserung der triadischen Kompetenz. Hierzu braucht es oft die Wiedergewinnung einer angemessenen Verteilung sowohl der Rolle der Eltern als auch der Rolle ihrer Kinder. Damit verbessert sich in der Regel auch die Übernahme der Elternfunktion.

Oft bleiben Ziele bei dieser Elterngruppe mehr oder weniger auf Veränderungen in der äußeren Realität beschränkt. Häufig geht es um Regulierungen im konkreten Alltag. Angefangen von Strukturierung von Aufgaben und Pflichten der einzelnen Familienmitglieder, um den Umgang mit Regeln und Grenzsetzungen oder aber um Regulierung von Affekt- und Impulsdurchbrüchen bei familiären Konflikten oder Verstrickungen. Manchmal ist anfängliche Unterstützung nötig, damit die Eltern ihre Fürsorgepflicht und Elternrolle wieder übernehmen können, oder es kann darum gehen, sie aus ihrem resignativen Rückzug von ihrer Verantwortung heraus zu begleiten. Novick und Novick (2009, S. 78) heben die Verwandlung von Schuld in Verantwortung als einen wichtigen Fokus der Elternarbeit hervor. Dazu gehört auch die Differenzierung von Schuldgefühlen und Schuld.

Die Opfer-Täter- bzw. Macht-Ohnmacht-Dyaden finden sich oft in schneller Rollenumkehr zwischen Eltern(-teilen) und Jugendlichen wieder. Dies kann manchmal dazu führen, dass Ausstoßungsimpulse bei den Eltern bzw. Weglaufimpulse bei den Jugendlichen drohen, die im Agieren abrupt umgesetzt werden können. Manchmal können sie rechtzeitig erkannt werden, sodass nach Lösungen durch Hilfe Dritter, zum Beispiel der Jugendhilfe, gesucht werden muss. Manchmal muss auch bei jugendlichen Patientinnen geklärt werden, ob das Kindeswohl – sei es im Elternhaus oder in der betreuenden Institution – gewahrt wird bzw. ob Maßnahmen eingeleitet werden müssen.

Es ist wünschenswert, dass sich das Familienklima durch die Rücknahme von Projektionen und das Nachlassen von Spaltungsmechanismen zu mehr partnerschaftlichem Miteinander hin entwickelt. Ein weiteres Ziel ist eine zunehmende Differenzierung aus einer gegenseitigen narzisstischen Benutzung des anderen als Selbstobjekt und damit die Möglichkeit, die eigene Funktionalisierung und Manipulation des anderen zu erkennen und zu verändern. Erst wenn dies ansatzweise möglich wird, können Autonomieschritte der Jugendlichen toleriert bzw. unterstützt werden.

Als Idealziel ließe sich allgemein formulieren: die Wiederherstellung der Eltern-Kind-Beziehung bei gleichzeitiger Loslösung des Kindes und Weiterentwicklung der Triade.

## 8.2 Ziele in der Arbeit mit Betreuerinnen

Ziele in der Arbeit mit Betreuerinnen unterscheiden sich – wie in Kapitel 6 bereits dargestellt – nicht grundsätzlich von denen der Elternarbeit. In erster Linie geht es um die Unterstützung – oder wenigstens die Tolerierung – der Therapie der Jugendlichen, was vor allem die Rahmenbedingungen einer zuverlässigen Teilnahme betrifft. Gemeinsam arbeiten Therapeutin und Betreuerin an der Verantwortungsübernahme der Jugendlichen als Voraussetzung für autonome Entwicklungsschritte. Wie schon beschrieben, ist es ein wesentliches Ziel in der Arbeit mit Betreuerinnen, ein tieferes Verstehen der Problematik und Symptomatik der Jugendlichen zu ermöglichen. Dazu gehört, erkennen und nachvollziehen zu können, wie sich hinter dem oft heftigen Agieren Sehnsüchte nach haltenden Beziehungen und Ängste vor erneutem Verlassenwerden verbergen.

# 9 Exkurs: Triangulierung

*Irma Gleiss*

## 9.1 Ödipuskomplex und Triangulierung

Innerhalb der klassischen freudianischen Psychoanalyse taucht der Begriff der Triangulierung nicht auf, aber es versteht sich, dass Konflikte und Konfliktlösungen im Kontext des ödipalen Dramas Triangulierungsprozesse oder -konflikte genannt werden können. Eine gelungene Triangulierung würde hier bedeuten, dass inzestuöse Wünsche zugunsten der Identifikation mit beiden Eltern aufgegeben werden, vorzugsweise der des Knaben mit dem Vater, der des Mädchens mit der Mutter.

Von Interesse sind im Freud'schen Entwurf weder die kognitiv-psychischen Begleiterscheinungen der Triangulierung noch die »Bindungs- oder Beziehungsqualitäten«. Es geht vielmehr im Wesentlichen um die Bewältigung der »unzivilisierten« Triebnatur durch die Identifikation mit elterlichen Geboten und Verboten, gedacht als Vermittler von Kultur, und das entsprechende Scheitern, das als Kern der Neurose ausgemacht wird. Dabei ist natürlich zu bedenken, dass die philosophische und anthropologische Tiefe der Ödipus-Thematik nicht auf das Niveau von Familiendynamiken reduziert werden kann.

Freud hat der Mutter keine neurosenpsychologische Relevanz zugesprochen. Sie ist in seinen Augen immer gut genug, auch wenn er einräumt, dass sie in den Augen der Kinder nie gut genug war. Neurosenpsychologisch von Bedeutung sind die väterlich gedachten Kastrationsdrohungen, das Inzestverbot und Onanieverbot, der Vater als Repräsentant von Kultur, die Mutter als mehr der Natur verhaftet.

Liest man den Ödipuskomplex durch die Folie der späteren Triangulierungskonzepte, dann bedeutet Triangulierung bei Freud die Anerkennung dessen, dass die Eltern ein sexuelles Paar sind, die Bewältigung der Tatsache, ausgeschlossen zu sein und die Einsicht, sich die Liebesobjekte außerhalb der Familie suchen zu müssen. All dies gelingt mehr oder weniger ab dem fünften Lebensjahr, wird dem Kind aufgenötigt, und bleibt mehr oder weniger konflikthaft.

Triangulierung in den sogenannten präödipalen Phasen der Libidoentwicklung lässt sich kaum in die Freud'sche Gedankenwelt hineininterpretieren. Natürlich werden die Triebe als Objekt-suchend dargestellt, aber den Aktionen und Intentionen der Objekte wird kein theoretisches Interesse entgegengebracht, wenngleich natürlich im Narrativ zum Beispiel der Krankengeschichten viel Material zur Sprache kommt, das sich »beziehungstheoretisch« interpretieren ließe.

Im weiteren Diskurs nach Freud rückt die Mutter-Kind-Beziehung, in der Regel als Dyade gedacht oder bezeichnet, in den Fokus des psychoanalytischen Interesses – und dies oft im Zusammenhang mit den sogenannten frühen Störungen, die jetzt fast ausschließlich der Mutter »angelastet« werden. Winnicott und Balint wären als Wegbereiter zu nennen, aber anders als bei Freud geht es ihnen um »Beziehungen«, in denen die Eltern nicht nur Triebobjekte darstellen sondern in ihrer Einwirkung auf das Kind, und damit als Subjekte, dessen Entwicklung prägend beeinflussen. Die umfangreiche Literatur hierzu verdichtete sich im Glaubenssatz, dass nur eine gute dyadische Mutter-Kind-Beziehung dafür Sorge trägt, dass die spätere Triangulierung gelingt. Auch die umfangreichen Forschungen von Mahler stehen noch unter diesen Vorzeichen der herausragenden Bedeutung der präödipalen Mutter-Kind-Beziehung.

## 9.2 Frühe Triangulierung

Umso erstaunlicher ist es, dass sich Abelin (1971) im Kontext seiner Mitarbeit bei Mahler von diesem Vorurteil losmachen konnte und den »präödipalen Vater« zum Gegenstand seiner Untersuchungen machte – und zu einer Hypothese fand, die als »frühe Triangulierung« Geschichte schrieb.

Abelin, noch bei Spitz ausgebildet, ist überzeugt, dass es für das Verständnis der kindlichen Entwicklung von großem Nutzen ist, die Entwicklungstheorien von Spitz und Piaget und die Objektbeziehungstheorie (Mahler, Jacobson) zu integrieren. Das ist seiner Meinung nach auch möglich, weil ein Isomorphismus, eine Gestaltgleichheit, zwischen den von Piaget postulierten kognitiven Strukturen und der Welt der inneren Objekte bestehe:

Die sensomotorische Ebene nach Piaget beruht ganz auf Verhaltensschemata. Sie entspricht der symbiotischen Beziehung zur Mutter, die wiederum auf der Grundlage automatischer gegenseitiger Nachahmung (Spiegelstadium, nach Lacan: *stade du miroir*) besteht. Es gibt weder Vorstellungen noch Repräsentanzen oder Symbole. Die Objektbeziehungen sind auf interaktionelles Verhalten beschränkt.

Die semiotische Ebene beschreibt die Ebene der Denkoperationen. Es gibt sprachliche Repräsentanzen und Repräsentanzen durch bildliche Symbole, Vorstellungen und Fantasien. Wie nun – das ist der Kern von Abelins Fragestellung – kann man diesen Übergang von der einen zur anderen Ebene erklären? Seine Antwort: Er wird durch die »Metamorphose der Objektbeziehungen« verständlich.

Das in der sensomotorischen Phase befindliche Kind erlebt die Welt wie ein Schauspiel, als ihm gegeben. Das Kind auf der semiotischen Ebene schließt sich neben den anderen in diese Welt ein – nach Piaget eine radikale Dezentration. Dieser Sprung setzt voraus, dass es mehr gibt als bloße Wahrnehmung. Außerdem müssen »Ich und Du« getrennt und als symbolische Vorstellungen gleichgeordnet sein. Und, so die Hypothese Abelins, um Subjekt und Objekt zu unterscheiden, müssen die dringendsten Wünsche als Kern der neuen Selbstvorstellung erlebt werden. Dieser Kernwunsch ist die Bindung an die Mutter.

Die Frage lautet also, wie das Kind dazu kommt, sich selbst wie von außen bildlich vorzustellen und sich damit sein Verlangen nach der Mutter anzueignen. Dies gelingt nur über den Umweg, vermittelt durch ein drittes Objekt: Das Kind identifiziert sich mit der Liebe des Vaters zur Mutter, mit dem die Mutter liebenden Vater. Dadurch entsteht die erste Vorstellung vom Selbst, die Illusion der Spiegelbildlichkeit wird gebrochen, das symbiotische Band zur Mutter zerrissen, die narzisstische Spiegelbeziehung bricht zusammen.

Etwas konkreter: Bei entsprechender Reife des Kindes – es hatte schon viele Gelegenheiten zur Triangulierung – fühlt es sich jetzt eifersüchtig ausgeschlossen, weil Mutters liebende Aufmerksamkeit nur den Vater im Blick hat. Dann hat das Kind ein plötzliches Aha-Erlebnis. Es erkennt seine frustrierten Wünsche in der Handlung des Rivalen und es gelingt ihm, sich selbst an Stelle des Rivalen vorzustellen. Die zuvor gelebte Nachahmung des symbiotischen Objekts wird zum Wunsch nach dem Objekt und führt damit zur Entdeckung des Selbst. Damit ordnet sich die Welt für das Kind neu. Neu ist der Gedanke, das Empfinden, dass es hier ein

»Ich« geben muss, das nach Mutter verlangt – so wie Vater nach ihr verlangt.

Es handelt sich hierbei um eine dynamische Doppelvorstellung: Das Kind bildet eine Ich-Vorstellung, die von der Vorstellung der Mutter getrennt ist, und es bildet die Vorstellung, das Erleben des Wunsches nach der Mutter. Dieser Vorgang wird von Abelin als Mechanismus bezeichnet, frühe Triangulierung genannt. Der Vater hat beim Geschehen der frühen Triangulierung die Funktion des entscheidenden Katalysators und gilt darüber hinaus als bedeutend in der realen und klinisch relevanten Beziehungsentwicklung des Kindes.

Für Abelin bedeutet dieser Schritt in die frühe Triangulierung »die Grenze des Menschseins schlechthin« (Abelin, 1986, S. 59). Auch wenn das ein bisschen überinterpretiert erscheint, hat sich der Hauptgedanke in der folgenden Rezeption seiner Arbeiten fest verankert: nämlich, dass die neue Beziehungsqualität der Triangulierung mit entsprechend neuen kognitiven Fähigkeiten der Symbolisierung, der Bildung von Repräsentanzen, aufs Engste verknüpft ist.

Abelin räumt ein, dass der Vater auch durch andere gut verfügbare und vertraute dritte Personen ersetzbar ist, aber sein Konzept besteht auf einer Drei-Personen-Konstellation. Eine Mutter allein könnte die Triangulierung, diesem Konzept nach, nicht bewältigen – eine Auffassung, die später unter anderem vehement von James M. Herzog (1998) vertreten wird.

Außerdem ist Abelins Forschungsdesign wie schon bei Mahler so angelegt, zu untersuchen, wie sich die Kinder bei durchschnittlich zugewandten und verfügbaren Eltern entwickeln. Es geht darum zu sehen, was das Kind mit seiner Umwelt macht und nicht, was die Umwelt mit dem Kind macht. Entwicklung wird, dies noch im Sinne auch der Freud'schen Psychoanalyse, vorwiegend als Reifung verstanden.

Und, was noch mehr ins Gewicht fällt, das Konzept der frühen Triangulierung steht und fällt mit der Annahme einer normalen Phase von primärem Narzissmus und Mutter-Kind-Symbiose, wie bei Mahler ausführlich beschrieben und im Narzissmus-Entwurf von Freud theoretisch angelegt. Hier scheiden sich inzwischen die Geister, wenngleich Generationen von Psychoanalytikerinnen – im Nachklang von Mahler und Winnicott – überzeugt waren, dass eine zu frühe oder zu abrupte Trennung von Selbst und Mutter-Objekt, ein wesentliches Trauma bedeutet, das die Entstehung früher Störungen begünstigt oder sogar verursacht.

## 9.3 Erweiterung des Konzepts der frühen Triangulierung

Die Rezeption von Abelin im deutschen Sprachraum wird von Rotmann (1978) eingeleitet. Sie fällt in eine Zeit, in der Mahlers Vorstellungen zwar noch als wichtiges psychoanalytisches Konzept rezipiert werden, in der jedoch Melanie Kleins Einfluss im psychoanalytischen Mainstream zu wachsen beginnt und damit ein grundsätzlich anderes Referenzmodell für die frühste psychische Entwicklung Geltung erlangt.

Rotmann betont die Bedeutung des frühen, mit weniger Ambivalenz belasteten Vaters in der Triangulierung. Anders als Abelin meint er, dass die Unterschiede der Ambivalenz in der Beziehung des Kindes zu Vater und Mutter ausreichen, um den Kontrast zwischen beiden erleben zu können, dass man keine Rivalität annehmen muss.

Er erkennt die metapsychologische Bedeutung des Konzepts an, macht aber auch deutlich, dass die Entwicklung der Fähigkeit zur Symbolisierung »mehr braucht« als den Vater, wie bei Abelin beschrieben. Symbolisierung müsse als komplexes neurobiologisches und psychologisches Geschehen begriffen werden, in dem die kognitiven, affektiven und motorischen Entwicklungen von Bedeutung sind. Eine herausragende Rolle sieht er in der Fähigkeit des Kindes, Übergangsobjekte zu bilden und sich damit Illusionen und die Benutzung eines potenziellen Raumes zu schaffen. Mit den Übergangsobjekten, im Sinne Winnicotts (1953), wird bereits ein trennendes Element in der Mutter-Kind-Dyade eingeführt. Der Vater würde also nur eine Rolle unter mehreren spielen.

Die triangulierende Qualität im Spiel mit Übergangsobjekten bedeutet natürlich auch, dass die Triangulierung gleichsam auf die Tätigkeit des Kindes im Trennungsprozess zurückgeht, und dies unabhängig von der Beschaffenheit der Beziehung zu Mutter und Vater. Natürlich kann man sich gut vorstellen, dass es auch von Bedeutung ist, wie die Eltern das Spiel mit potenziellen Übergangsobjekten fördern.

Rotmann ist auch der Überzeugung, dass eine symbiotische Phase, falls überhaupt, nur von sehr kurzer Dauer ist, und dass die Fähigkeit zu triadischen Beziehungen bei gesunden Kindern von Anfang an gegeben ist. Als Referenz dient ihm auch der Hinweis auf Melanie Klein, die bereits 1928 die Idee des »frühen Ödipuskomplexes« und damit der frühen Triangulierung eingeführt hat, gedacht als forcierte Hinwendung des Kindes zum Vater, bedingt durch die Enttäuschung über die abstillende Mutter.

Ergänzend sollte man auch bedenken, dass Melanie Klein nicht in der

Not steht, zu erklären, wie das Kind die »Ochsenkur« der Loslösung aus der Symbiose schafft, weil Symbiose und primärer Narzissmus nicht als normale Phasen der kindlichen Entwicklung gesehen werden. Das Kind wird als von Geburt an mit inneren Objekten ausgestattet gedacht, zunächst fragmentiert und chaotisch; über die Spaltung in nur gute und nur böse Teilobjekte muss es schließlich die Integration bewältigen. Hauptgesichtspunkt ist die Frage, wie das Kind die primären Aggressionen und Ängste bewältigt, wie es der Hölle der paranoid-schizoiden Position entkommt. Ganz im Gegensatz dazu steht das Kind bei Margaret Mahler, das sich zunächst im Himmel von narzisstischer Selbstgenügsamkeit und Allmacht befindet und den Rausschmiss aus dem Paradies bewältigen muss.

Die größtmögliche Nähe der beiden Entwürfe von Mahler und Klein besteht in der Annahme einer frühen Fragmentierung, der dann folgenden Spaltung in nur gute und nur böse Teilobjekte und der »Ochsenkur« der Integration mit dem Ziel der Herausbildung ganzer, ambivalenter Objekte, die zwingend mit Triangulierung einhergeht, das heißt mit der Akzeptanz, dass Objekte ein Eigenleben haben und damit auch wichtige Beziehungen zu anderen Personen eingehen.

Im Anschluss an Rotmann haben sich Autoren wie zum Beispiel Ermann, Hirsch und Buchholz, um nur einige zu nennen, konstruktiv und kreativ mit dem Konzept der frühen Triangulierung beschäftigt und neue Gesichtspunkte zur Diskussion gestellt. Auffallend dabei ist, dass viele von ihnen noch kein Problem damit haben, sich hier ein bisschen auf Margaret Mahler und dort ein bisschen auf Melanie Klein zu beziehen. Man könnte das durchaus als Hinweis darauf werten, dass sich die Konzepte möglicherweise ergänzen und nicht gegenseitig ausschließen. Das brächte uns einen Säugling, der mal im glückseligen Himmel schwelgt und mal in der Hölle schmort. Himmel und Hölle wären dabei allerdings nicht als Phasen, sondern als sich abwechselnde Zustände zu begreifen.

Ermann erweitert den Diskurs durch das Konzept der »Fixierung in der frühen Triangulierung« (Ermann, 1985). Er vermutet, dass dieses Konzept einer Fixierung der Loslösungs- und Wiederannäherungsdynamik dazu beiträgt, die Psychopathologie von Patientinnen auf mittlerem Strukturniveau (zwischen Neurose und Borderline-Störung) besser verstehen zu können. Damit meint er, dass die Triangulierung zwar in Gang kommt und das dritte Objekt auch real anwesend ist, dass aber die triangulierende Strukturbildung misslingt, weil der Dritte nicht als ganzes, ambivalentes Objekt verinnerlicht wird, sondern als präambivalentes Teilobjekt. Betont wird bei Ermann die Bedeutung des real verfügbaren Vaters (oder eines Dritten), bei dessen Fehlen es zu einer Fixierung an Übergangsobjekte kommen kann. Er unterscheidet – anders als Rotmann – zwei Stufen der frühen Triangulierung: zum einen die mithilfe von Übergangsobjekten und zum anderen »die soziale Triangulierung [...] mit Hilfe eines subjekthaften Dritten, der zur Objektverwendung real verfügbar ist« (Ermann, 1985, S. 102). Einen weiteren wichtigen Aspekt sieht er darin, dass es sich um »genügend tragfähige, ambivalente Beziehungen« handeln muss, damit sich die Struktur des alternativen inneren Objekts etablieren kann. Und letztlich sei auch die »Verinnerlichung der ödipalen Erfahrung einer stabilen, liebevollen Beziehung zwischen den Eltern« (ebd., S. 108) erforderlich, um pathogene Entwicklungen zu vermeiden.

Anders als Ermann zeigt uns Golse (1998, S. 83) einen Entwurf, in Anlehnung an Winnicott und A. Green, nach dem die ödipale Triangulierung durch eine unendliche Vielfalt früherer Triangulierungen vorbereitet wird. Das Kind sei »von Anfang an mit Phänomenen von Trennung und Andersheit konfrontiert« und werde durch den beständigen »Wechsel zwischen Annäherung und Distanzierung, zwischen Verschmelzung, Trennung und erneuter Verschmelzung« auf die Subjekt-Objekt-Differenzierung vorbereitet. Nicht nur andere Personen, sondern alles, was sich trennend in die Beziehung zwischen Kind und Mutter schiebt, nicht zuletzt die sprachliche Interaktion, diene als »generalisierte Triangulierung« mit austauschbaren Dritten. In diesem Zusammenhang sei auch daran erinnert, dass in »dyadischen Konzepten«, wie denen von Bion und Fonagy, die primären Bezugspersonen mit einer triangulierenden Funktion ausgestattet sind. Die Mutter bei Bion spiegelt die Beta-Elemente des Säuglings nicht eins zu eins, sondern in verdauter Weise und diese werden so als Alpha-Elemente symbolisierbar. Ähnlich der Entwurf von Fonagy, der eine Mutter zeichnet, die die Affekte des Kindes moduliert spiegelt und damit ein drittes Element in die Beziehung einführt, das der Entwicklung des Mentalisierens hilft.

Hirsch (1988, S. 140) legt Wert darauf, uns zu erinnern, dass nicht alle Dreiecksbeziehungen zwischen Vater, Mutter und Kind als ödipal gelten können. Unter pseudo-ödipalen Dreiecksbeziehungen versteht er »unreife, präambivalente Teilobjektbeziehungen zwischen jeweils nur guten und nur bösen Mutter- und Vater-Imagines« (ebd.). Ihm geht es um die Pathologie der frühen triangulären Beziehungen und er vermutet, dass das Ausbleiben der frühen Triangulierung bei Borderline-Patientinnen zu

Spaltung und Fixierung in Teilobjekt-Beziehungen führt. Dies erläutert er anhand von Falldarstellungen.

Buchholz (1990) lässt uns an einem interessanten Gedankenexperiment teilhaben. Als Subjekt der Entwicklung sieht er nicht das einzelne Individuum, sondern die Triade Vater, Mutter, Kind. Er begründet dies mit sozialtheoretischen Überlegungen über »Perspektivität, Person und Beziehung« mit dem Kerngedanken, dass das Subjekt der Entwicklung die spezifische Qualität der Beziehung zwischen Kind und Mutter ist, die einen Spielraum und eine Differenz zwischen beiden zulässt. Als drittes Element ist dieser Spielraum von Anfang an gegeben, nach Lazar bereits als Brustwarze im Mund des Säuglings, und vor Geburt bereits in Gestalt der elterlichen Fantasien über das zukünftige Kind.

In der Folge werden dann die Phasen von Mahler durch diese triadische Sichtweise neu interpretiert und erweitert. Sie ist demnach folgendermaßen charakterisiert: Die triadische Sichtweise bestehe in der Fantasie über das ungeborene Kind und der Symbiose mit zwei Müttern, wobei der Vater als die zweite Mutter fantasiert werde. Das münde schließlich nach der Wiederannäherung in die ödipale Triade. Das entscheidende Moment bestehe darin, dass ein »Ungleichgewicht« und eine Differenz das Potenzial für Weiterentwicklung konstituieren.

## 9.4 Von der frühen zur primären Triangulierung

Die zunehmende Referenz auf die Psychoanalyse Melanie Kleins und auch der Jacques Lacans hat viele Psychoanalytikerinnen zu der Überzeugung gebracht, dass Triangulierung kein Mechanismus ist, der sich als psychische Differenzierung mithilfe der Bezugspersonen entwickeln muss, sondern dass die menschliche Psyche triangulär angelegt ist, dass jedoch die Entfaltung der Triangulierung durch kranke Eltern bzw. ein krankes Milieu gestört werden kann. Das soll am Beispiel Hermann Langs, ein ausgewiesener Kenner der Lacan'schen Psychoanalyse, verdeutlicht werden.

Lang (2011) übt moderate Kritik an der Objektbeziehungstheorie (vor allem die in der Folge von Mahler), an der Selbstpsychologie und auch an der Säuglingsforschung. Diese würden zu Unrecht eine gesunde und normale Dyade als frühe Entwicklungsbedingung behaupten und glauben, dass eine gelingende Triangulierung nur auf der Grundlage einer guten dyadischen Entwicklung möglich sei. Sie würden indes die Mutter-Kind-Beziehung »künstlich isoliert« sehen – de facto sind beide, Mutter und Kind, immer Bestandteil eines Systems, in dem der Vater einen zentralen Stellenwert hat.

Ähnlich wie Klein meint Lang, dass ödipale Konflikte von Geburt an und auch schon im Embryo eine Rolle spielen. Die Unterscheidung zwischen ödipalen und präödipalen Phasen wird für ihn hinfällig.

Anders als Klein meint er aber, dass das »ödipale Wissen« nicht angeboren ist, sondern über die mentale Situation der Mutter und des Vaters vermittelt wird. Mehr noch als in der Objektbeziehungstheorie in der Folge von Mahler betont Lang die extreme Umweltabhängigkeit des Säuglings. Die existenzielle Unsicherheit des Neugeborenen korrespondiere mit seiner »Weltoffenheit« (im Sinne von Scheler, 1966 [1928]) und mache ihn extrem verführbar. Eine gelungene Dyade ist demnach nicht Voraussetzung für eine gute, normale Entwicklung. Optimal-normal sei es, dass die Entwicklung von Anfang an unter dem Prinzip der »strukturalen Triade« verläuft.

Wie Lang ausführt, hat Lacan lange vor Abelin die Bedeutung des frühen Vaters betont und diesen nicht nur als historisch empirischen Vater, sondern als Strukturprinzip, als Vatermetapher (»Name des Vaters«, »symbolischer Vater« – s. dazu auch Nemitz, 2014) verstanden. Während bei Freud und in der Folge der Vater entweder als Verführer oder als Rivale in Erscheinung trete, in späteren Theorien als Störenfried oder als Retter, sei bei Lacan der »Ort des Vaters« das Verbot, insbesondere das Inzestverbot, das Distanzierung und Schutz bedeute. Für Lang kommt der Vater nicht erst später ins Spiel, sondern ist uranfänglich im mütterlichen Begehren gegeben, und das schon vor der Geburt, »eine a priori gegebene Struktur, die das Sein des Menschen bestimmt und die wir ›strukturale Triade‹ nennen« (Lang, 2011, S. 50).

Im Komplex der strukturalen Triade vollziehe sich die Errichtung des Inzestverbots, das mit Lévi-Strauss als Grundbedingung der menschlichen Sozietät gelte. Der Verzicht auf Frauen aus der eigenen Familie fordert Tauschgeschäfte und begründet so das menschliche und gesellschaftliche Sein und damit Sprache und Kommunikation.

Mit Freud gilt der Inzest als stärkster Widersacher einer gesunden Entwicklung des Menschen. Die Funktion der strukturalen Triade besteht darin, eine Progression in Richtung auf Sozialisation zu schaffen – und das ist die Aufgabe des Vaters. Der Vater muss im Diskurs der Mutter präsent und mit Autorität ausgestattet sein, dann entwickelt sich die Triade auch, wenn der Vater fehlt.

Der Vater selbst ist nicht die letzte Instanz, sondern er verweist als Agent auf die menschliche Gesellschaft. Die strukturale Triade wird damit weit über den Bedeutungshorizont klinischer Aspekte hinaus als »Keimzelle der menschlichen Gesellschaft« gewertet.

## 9.5 Pathologisierung der Dyade

1998 war sich Fonagy gewiss: »Psychoanalytisch betrachtet ist es eine banale Feststellung, dass die Basis für eine gute triadische Beziehung mittels der dyadischen Bindung gelegt wird« (Fonagy, 1998, S. 142). Er wird nicht geahnt haben, dass er der Einzige bleiben wird, der in dem von Bürgin (1998) herausgegebenen Sammelband über Triangulierung diese Ansicht vertritt. Die große Mehrheit der Autorinnen, die sich hier zum Thema äußern, sieht in der Dyade, im Prinzip Dyade, den Keim einer pathologischen Entwicklung. Dies geht unter anderem auf den gewachsenen Einfluss der Konzepte von Melanie Klein und auch Lacan zurück.

Exemplarisch sei deshalb auch Lang erwähnt, der alle dyadischen Entwicklungen oder Fixierungen, in welchem Alter auch immer, als gescheiterte Triaden versteht und als pathologisch wertet. Ähnlich wie Abelin versteht er die defiziente Triangulierung als charakteristisch verbunden mit einer Symbolisierungsschwäche. Er diskutiert seine Hypothese anhand einer Fülle von Falldarstellungen über psychotische Patientinnen, die zeigen soll, dass mit der verfehlten Triangulierung auch die Fähigkeit zur Kommunikation gestört ist.

Dyaden stehen bei Lang grundsätzlich im Verdacht des Inzests, und im Inzest sieht er das stärkste Hindernis für die Entwicklung von Subjektivität und Identität. Dabei betont er, dass es nicht nur um den sexuellen Inzest geht, sondern um alle Formen des dualen, selbstgenügsamen Zirkels – wie sie beispielsweise in narzisstischen Kollusionen bestehen, in denen das Kind als Selbstobjekt verwendet wird.

Ähnliche Überlegungen finden sich bei Bauriedl, die ihre Erfahrungen aus der Familientherapie in ihr psychoanalytisches Denken einbringt. Die Ursache der dyadischen Dynamik sieht sie in der »kranken, nicht befriedigenden Paarbeziehung der Eltern« (Bauriedl, 1998, S. 132) mit der Folge, dass das Kind von jeweils einem Elternteil als Ersatzpartner missbraucht wird – und damit nicht Kind sein darf. »Alle Erscheinungsformen der Psychopathologie, von der Schulleistungsstörung bis zu psychotischen Zuständen, können aus meiner Sicht als Symptome dieses Grundprinzips von Beziehungsstörungen verstanden werden: Von drei Personen schließen sich zwei zusammen, der oder die Dritte wird ausgestoßen« (ebd., S. 133).

Auch von Klitzing betont in seinen umfangreichen Arbeiten über Triangulierung, wie verheerend sich der »Ausschluss des Dritten« in der Entwicklung des Kindes niederschlägt. Allerdings bleibt dabei unklar, ob die pathogene Wirkung durch den Ausschluss gegeben ist oder vielmehr dem Hass geschuldet ist. In einer Fallskizze beschreiben von Klitzing und Stadelmann eine früh zerfallende Vater-Mutter-Kind-Triade. Die Mutter habe den Vater ihres Sohnes aus dem biografischen Narrativ verbannt, sodass der Vater für das Kind einfach nicht existent gewesen sei. »Aber Christian [der Sohn] war für die Mutter auch ein Repräsentant des so heftig abgewehrten Dritten, des Vaters« (von Klitzing & Stadelmann, 2011, S. 954). Es spricht schon aus diesen Zeilen, dass der »ausgeschlossene Vater« ein anwesendes Hassobjekt war, dass es vielleicht weniger um »Ausschluss« ging als um Hass, Verleugnung und Projektion.

Aber der Ausschluss des Dritten wird von vielen Autoren negativ bewertet und nicht auch möglicherweise als Akt freundlicher Gefühle, zum Beispiel als Entlastung, wenn Vater und Sohn etwas gemeinsam machen, damit Mutter mal ihre Ruhe hat. Ebenso kann man sich problematische feindselige Triaden denken – nach dem Motto: »Schau, da kommt dein Vater, das Miststück« – oder auch alle Streitehen, in die das Kind verwickelt ist. Alle werden übereinstimmen, dass der Ausschluss des Kindes aus dem elterlichen Schlafzimmer keinen Schaden anrichtet. Darüber hinaus wird ja zum Beispiel bei Abelin deutlich, dass der Ausschluss des Kindes aus der elterlichen Zweisamkeit entwicklungsfördernd sein kann.

Das Dyadische »an sich« wird jedoch in der Regel als das Problematische, tendenziell Pathogene gesehen, das Trianguläre »an sich« als das Gesündere – und das unabhängig vom Alter des Kindes. Aber Dyaden und Triaden sind ja im Wesentlichen strukturelle Beziehungsmodalitäten, die ihre Brisanz womöglich erst oder nicht unwesentlich durch ihre Gefühlsqualität bekommen. Die affektive bzw. libidinöse Qualität von Dyaden oder Triaden wird jedoch in der Regel von den oben erwähnten Autoren theoretisch nicht gewürdigt, wenngleich implizit natürlich deutlich wird, dass Gefühle eine Rolle spielen.

Mit dem Blick auf das elterliche Verhalten und Fehlverhalten, zum Beispiel den Missbrauch des Kindes als Partnerersatz, werden in den oben genannten Beiträgen die realen Eltern zum Gegenstand des Interesses. Damit wird die traditionelle psychoanalytische Sicht darauf, was das Kind mit der Welt macht, durch die Fragestellung erweitert, was die Welt, was reale Eltern mit ihren Kindern machen. Bezogen auf das Problem der Triangulierung hat hier besonders von Klitzing Pionierarbeit geleistet.

## 9.6 Triadische Kompetenz

In einer Zeit, in der sich der psychoanalytische Mainstream zunehmend von der sogenannten »Genese-Frage« verabschiedet, den Versuch die realen Kindheitserlebnisse zu rekonstruieren für obsolet erklärt hat, ist von Klitzing einen anderen Weg gegangen. Im Rahmen eines größeren Forschungsprojektes über die Rolle des Vaters begann er über die Frage zu forschen, ob sich die psychische Entwicklung des Kindes in Abhängigkeit von der triadischen Kompetenz der Eltern vorhersagen lässt.

Triadische Kompetenz wird definiert als

> »Kompetenz, triadische Beziehungen zu gestalten, im Kontext der Elternschaft als die Fähigkeit von Vätern und Müttern, ihre (zukünftigen) familialen Beziehungen zu antizipieren und zu konzeptualisieren – d. h. das Kind als Drittes bereits auf der Ebene der Vorstellung in die eigene Beziehungswelt zu integrieren – ohne sich selbst oder den Partner aus der Beziehung zum Kind auszuschließen« (von Klitzing & Stadelmann, 2011, S. 955).

Als Unteraspekte der triadischen Kompetenz gelten: die Neigung zu projektiven Verzerrungen, die Flexibilität elterlicher Vorstellungen von ihrem zukünftigen Kind, die Triangularität dieser Vorstellungen, die Qualität des Dialogs zwischen den Eltern und die Kohärenz der elterlichen Erzählungen über die eigene Herkunftsgeschichte (von Klitzing, 2002, 870).

In verschiedenen, sorgfältig konzipierten Forschungen (von Klitzing, 1998, 2002, 2018; von Klitzing & Stadelmann, 2011) wurden Eltern bereits während der Schwangerschaft interviewt und tiefenpsychologisch diagnostiziert. Dann wurden die Kinder in einem Längsschnittverfahren in verschiedenen experimentellen Situationen beobachtet. Daraus resultierten folgende, wesentliche Ergebnisse: Je höher die triadische Kompetenz der Eltern – bereits während der Schwangerschaft festgestellt –, desto besser war auch die triadische Eltern-Säugling-Interaktion in Spielsituationen im vierten Monat nach der Geburt. Im vierten Lebensjahr zeigten die Kinder, deren Eltern eine hohe triadische Kompetenz aufwiesen, beim Geschichtenerzählen eine signifikant hohe Anzahl liebevoller und konstruktiver Themen und gleichzeitig weniger aggressive Verhaltensprobleme.

Von Klitzing und Stadelmann räumen ein, dass die empirisch ermittelten Daten wenig Auskunft darüber geben können, »durch welche Prozesse genau sich die Erfahrungen in flexibel gelebten triadischen Beziehungen positiv auf die eigene Entwicklung des Kindes auswirken« (von Klitzing & Stadelmann, 2011, S. 967). Deshalb nehmen sie ergänzend Bezug auf den psychoanalytischen Diskurs und klinische Erfahrungen und diskutieren die Problematik nicht nur von triadischen Zerfallserscheinungen, sondern auch von rigiden triadischen Beziehungswelten her. Diese Befunde sind als bedeutende Erweiterung der Ergebnisse der Mentalisierungs- und Bindungsforschung zu sehen.

Darüber hinaus betonen von Klitzing und Stadelmann die Bedeutung der triadischen Kompetenz von Analytikerinnen – ein wichtiger Hinweis, der angesichts des modern gewordenen Slogans vom »analytischen Paar« Anlass zum Nachdenken gibt.

Der unmittelbare Nutzen des Konzepts für die Elternarbeit in der Kinder- und Jugendlichen-Psychotherapie liegt auf der Hand. Natürlich stellt sich bei der triadischen Kompetenz die Frage, ob es sich um eine Kompetenz handelt, die man lernen kann wie beispielsweise eine Fremdsprache oder ob es sich um psychische Fähigkeiten handelt, bei denen Affekte und Widerstände eine große Rolle spielen. Diese Aspekte der Triangulierung können durch den Ansatz von Yeomans, Clarkin und Kernberg, (2017) besser verstanden werden.

## 9.7 Triangulierung in der TFP

Das Konzept der primären Triangulierung spielt im Konzept der TFP keine Rolle. Es wird davon ausgegangen, dass Objektbeziehungsdyaden die normalen Bausteine der psychischen Struktur ausmachen, dass frühe repetitive Beziehungserfahrungen das Selbst- und Objekterleben dauerhaft prägen.

Kernberg verzichtet zum einen auf das Konzept des primären Narzissmus (nach Mahler), zum anderen auf das Konzept des primären Todestriebs

(Freud, Klein). Damit gelingt ihm die Integration der US-amerikanischen Objektbeziehungstheorie (Jacobson, Mahler) und der kleinianischen Positionen in beachtlichem Maße.

Auch in der Annahme einer frühen normalen Spaltung in nur gute, das heißt idealisierte, und nur böse, verfolgende Objekterfahrungen, stimmen die Theorien von Mahler, Klein und Kernberg überein. Spaltung gilt ihnen als erster Versuch des Säuglings eine gewisse Ordnung im Chaos der fragmentierten und sich widersprechenden Gefühlszustände herzustellen. Normalerweise erfolgt dann die allmähliche Integration, die jedoch immer konflikthaft und angstbesetzt gedacht wird, das heißt, auch der gesunde Säugling muss primitive Abwehrmodalitäten einsetzen und schließlich überwinden, um die Integration zu ganzen, ambivalenten Objekten und einem kohärenten Selbstbild zu bewältigen. Kernberg geht davon aus, dass die Verinnerlichung von Objektbeziehungserfahrungen in Momenten heftiger Affekte, ob libidinös oder aggressiv, begünstigt wird (Yeomans et al., 2017, S. 8) und dass Phasen niedriger Affektintensität eher die kognitive Entwicklung fördern.

Objektkonstanz bzw. das Überwinden der paranoid-schizoiden Position bedeutet immer auch Triangulierung, weil den wichtigen Bezugspersonen eingeräumt wird, dass sie psychisch getrennt sind, dass sie anders sind und denken als das Selbst, dass sie entsprechend auch eigenständige Beziehungen neben dem Kind unterhalten.

Die frühen affektintensiven, voneinander gespaltenen Dyaden wären damit »Teilobjektbeziehungen«. Wenn Lazar in der Beziehung des Säuglings zur guten und zur bösen Brust die erste Form der Triade sieht, dann übergeht er eben diesen Aspekt der Spaltung. Denn diese Spaltung verhindert ja, dass beide Teilobjekterfahrungen zusammenkommen, dass sie ambivalent wahrgenommen und erlebt werden können.

Wichtig im Konzept der TFP ist dabei die folgende Eingrenzung: Dyaden betreffen nicht das gesamte Beziehungsspektrum der Borderline-Patientinnen. Es handelt sich um »Repräsentationen des Selbst und des Anderen, so wie diese in spezifischen affektintensiven Augenblicken der frühen Entwicklung wahrgenommen und internalisiert und sodann von inneren Kräften – den primären Affekten und Phantasien – verarbeitet werden« (Yeomans et al., 2017, S. 3).

Theoretisch besteht eine unbegrenzte Anzahl von Dyaden. Die Praxis indes zeigt, dass bei den Patientinnen jeweils nur eine begrenzte Anzahl dominanter Dyaden eine Rolle spielt. Um nur einige Beispiele zu nennen:

Liebe und Hass, Bewunderung und Entwertung, Macht und Ohnmacht, Täter und Opfer. Von Bedeutung ist die Idealisierung auf der einen und die extreme Entwertung auf der anderen Seite.

Die dyadischen nicht integrierten Segmente umfassen also nicht das gesamte Beziehungsspektrum der Patientinnen, sondern sie bestehen neben gesund funktionierender Beziehungsfähigkeit, die damit auch triangulär ist. Nicht die gesamte Beziehungswelt der Patientinnen ist dyadisch, aber der dyadische Anteil ist das Problem.

Und das Problem besteht nicht primär darin, dass es sich um strukturell dyadische Beziehungen handelt, sondern darin, dass zum Erhalt der Dyaden frühe Abwehrmechanismen zum Einsatz kommen und auch nötig sind, um ein relatives Gleichgewicht in emotional wichtigen Beziehungen herzustellen und aufrechtzuerhalten.

Dyadische Momente kennt jeder. In großer Wut denkt man nicht daran, dass der Partner auch ein guter Koch oder ein zuverlässiger Vater ist. Die guten Eigenschaften geraten in den Hintergrund, aber sie verschwinden nicht, sind nach Abkühlung wieder präsent, und man findet zurück zum integrierten, das heißt immer auch ambivalenten Bild vom Selbst und vom Anderen. Pathologisch werden Dyaden nur, wenn die Fähigkeit zur Integration beeinträchtigt ist. Und das betrifft natürlich nur »wichtige Personen«. Ohne die Fähigkeit zu triangulieren oder zu symbolisieren könnten Borderline-Patientinnen weder Brötchen kaufen noch Busfahren.

Das Störungsmodell der TFP bietet einige Vorteile gegenüber den Theorien der primären Triangulierung. Letztere behaupten, dass Triaden unter ungünstigen pathogenen Bedingungen »zerfallen«, können aber schwer erklären, warum sie ausgerechnet in Dyaden zerfallen und nicht zum Beispiel in chaotische Fragmentierungen. Dyaden müssten als pathologische Neuschöpfungen begriffen werden.

Im Modell der TFP hilft das bewährte psychoanalytische Konzept, dass pathologische Phänomene durch Regression zu mentalen Positionen zustande kommen, die in der frühsten Kindheit angelegt und damit ursprünglich als normal zu bewerten sind.

In der therapeutischen Arbeit mit Borderline-Patientinnen konnten nun umfangreiche Erfahrungen dazu gewonnen werden, welche Widerstände sich gegen die Triangulierung geltend machen. Um die zentrale Abwehr der Spaltung spielen vor allem projektive Identifikation und omnipotente Kontrolle eine Rolle. Die omnipotente Kontrolle kann so weit gehen, dass die Patientin bei der Therapeutin keinerlei Gedanken erträgt, die von ihren eigenen abweichen. Und das erinnert natürlich an die vermutete Egozentrik im Seelenleben des Säuglings, wie unter anderem von Abelin und Mahler behauptet.

Der Prozess der TFP lässt sich unter dem Blickwinkel beleuchten, wie das Ziel der Triangulierung erreicht werden kann und welche Mechanismen dabei von Bedeutung sind. Die wesentlichen triangulierenden Aspekte in der Therapie lassen sich nach Yeomans, Clarkin und Kernberg (2017, S. 43) folgendermaßen zusammenfassen: Als Erstes wäre das Arbeitsbündnis zu nennen. In der Tradition der amerikanischen Ich- und Objektbeziehungstheorie wird – anders als im Konzept von Melanie Klein – davon ausgegangen, dass es in der therapeutischen Arbeit mit den Patientinnen möglich ist, mit ihren gesunden und relativ störungsfreien Anteilen einen produktiven Kontakt herzustellen und zu halten. Im Arbeitsbündnis verständigen sich Patientin und Therapeutin über den Rahmen der Behandlung, wobei dieser bereits als triangulierendes Moment gesehen wird, ein Drittes, auf das sich beide beziehen und an das auch im Konfliktfall immer wieder vehement erinnert wird. An diese Position knüpft auch Lohmer an, wenn er schreibt: »Als triangulierende Instanz bedeuten Rahmen und Regeln gleichsam ein ›höheres Gesetz‹ und eine Sicherheit gewährende gemeinsame und bindende Bezugsgröße« (Lohmer, 2013, S. 129).

Von großer Bedeutung ist darüber hinaus das Konzept der »technischen Neutralität« (s. a. Fußnote 4). Es verlangt eine Therapeutin, die zwar einerseits die Projektionen der Patientin annimmt und gleichzeitig zum Affektcontainment in der Lage ist, die andererseits immer auch, so gut es geht, in einer neutralen, nicht wertenden Beobachterinnenperspektive bleibt oder zu ihr zurückfindet. Wenn die Therapeutin die Position der technischen Neutralität verlassen hat, sollte sie das ihrer Patientin mitteilen. Damit gibt sie beständig ein Modell wesentlicher Aspekte der Triangulierung, das die Patientin zur Selbstreflexion anregt. Lohmer betont dabei die Bedeutung der »inneren Haltung des Therapeuten, die eine Verbindung von persönlichem Engagement und reflektierender Distanz darstellt«, die damit im Sinne einer »inneren Triangulierung« (Lohmer, 2013, S. 83) wirkt.

Kernstück der TFP ist das Identifizieren der pathologischen Objektbeziehungsmuster und die Konfrontation der Patientin, angesichts der Widersprüche in ihrem Verhalten, zum Beispiel beim abrupten Rollenwechsel. Denn es geschieht regelhaft, dass die Patientin, die heute die Therapeutin idealisiert, bei kleinster Kränkung ins Gegenteil der groben Entwertung verfällt. Damit soll die Patientin sich über die dyadische Problematik ihres Beziehungserlebens und auch der Spaltungsabwehr bewusst werden und zur Selbstreflexion angeregt werden. Dabei wird in der Perspektive von Yeomans, Clarkin und Kernberg gelernt, das eigene Erleben immer besser zu beobachten. So komme es zu Momenten triangulierenden Denkens »bzw. zur Anerkennung des symbolischen Charakters des Denkens […]« (Yeomans, et al., 2017, S. 43). Dadurch komme es auch zur affektiven Entspannung und zum verbesserten Affektcontainment sowie zum Nachlassen des Agierens.

Die Deutung der defensiven Beweggründe der Spaltung soll schließlich mit verbesserter Selbstreflexion die »Integration von idealisierten und persekutorischen Erfahrungen möglich« machen, sodass eine Annäherung an die depressive Position mit »besser integrierten und realistischeren Selbst- und Fremdrepräsentationen« erreicht werden kann (ebd.).

Für den Fall der stationären Psychotherapie von Borderline-Patientinnen hat Lohmer den Begriff der »therapeutischen Triangulierung« (Lohmer, 2013, S. 158) geprägt. Er favorisiert ein Konzept, in dem Spaltungen der Patientinnen innerhalb des therapeutischen Teams zunächst zugelassen werden, sodass diese die Möglichkeit haben zum Beispiel bei heftigen Aggressionen gegen ein Teammitglied in eine gute Beziehung zu einer anderen Therapeutin auszuweichen. Das Team hat dabei die Aufgabe, die Spaltung zu verstehen und Integrationsarbeit zu leisten. Das Team als Container soll so die Erfahrung ermöglichen, dass die idealisierte, scheinbar nur gute Therapeutin auch versagende Züge zeigt, weil sie die Idealisierung nicht mitagiert, sondern sie deutend zu verstehen sucht, während die scheinbar nur böse Therapeutin auch gute Eigenschaften zeigen kann, weil sie zum Beispiel die Aggressionen aushält, sich weder zurückzieht noch sich rächt, wie das von den Primärobjekten erfahren wurde. Eine solche »therapeutische Triangulierung ermöglicht den Patienten eine Triangulierung als positive Beziehungserfahrung kennen zu lernen und damit eine Alternative zu Spaltung oder Beziehungsabbruch in der Bewältigung des Frustrationshasses zu finden« (ebd., S. 159).

### *Fazit*

Weder der Begriff der »Dyade« noch der der »Triangulierung« wird im psychoanalytischen Diskurs einheitlich verwendet. Das Konzept der Triangulierung ist vielschichtig und schließt unterschiedlich gedachte psychische Qualitäten ein – um nur einige zu nennen: Bindungsqualität, Mentalisieren, Symbolisieren, Repräsentanzen ganzer, ambivalenter Objekte und die eines kohärenten Selbst, und von der Abwehr gesehen vor allem das Aufgeben der omnipotenten Kontrolle und die Reduktion paranoider Projektionen.

# 10 TFP-Prinzipien und ihre Modifikationen in der Elternarbeit bzw. Arbeit mit Betreuerinnen

## 10.1 Allgemeine Prinzipien der Elternarbeit

Vorab sollen einige grundsätzliche Prinzipien der Elternarbeit genannt werden, die vielen vertraut sind, die hier aber auf Eltern mit einem geringen elterlichen Funktionsniveau angewandt werden müssen.

### 10.1.1 Neidreaktionen der Eltern bzw. der Betreuerinnen auf die Patientin oder die Therapeutin

Im Fokus der inhaltlichen Arbeit soll immer die jugendliche Patientin stehen. Darauf verweist auch Ahlheim (2007, S. 262). Die Eltern sind nicht unsere Patientinnen, es geht auch nicht um eine Paar- oder Familientherapie. Es passiert häufig, dass Eltern mit ihrer Bedürftigkeit die Stunden mit eigenen Themen füllen wollen und eine Begrenzung auf ihre Elternfunktion als Zurückweisung erleben. So können sie in eine Neidkonstellation der Jugendlichen gegenüber geraten, dem mehr Raum und Zeit angeboten wird. Ahlheim (ebd., S. 261) beschreibt die Widerstände der Eltern durch eigene heftige, aus frühen Quellen gespeiste Neidgefühle als Gefahr für Therapieabbrüche. Auch in der Arbeit mit Betreuerinnen kann Neid auf die Jugendliche wie auch auf die Therapeutin eine gemeinsame Arbeit gefährden. Unsere Aufgabe ist es, den Fokus auf die Berichte und Beobachtungen der Eltern bzw. der Betreuerin über die Jugendliche zu erhalten. Die geringe triadische Kompetenz macht es diesen Eltern besonders schwer, das Ausgeschlossen-Sein von den Behandlungsstunden der Jugendlichen zu tolerieren. Oft fühlen sie sich als Dritte gegenüber der Therapeutin-Patientin-Dyade unerwünscht. Vor diesem Hintergrund müssen wir den Umgang mit der Schweigepflicht regeln.

Elternarbeit bedeutet immer, an einer narzisstischen Wunde zu arbeiten, die mit unterschiedlichsten Affekten verbunden ist: Scham- und Schuldgefühle, Versagens- und Verlustängste, Wut, Hass und Neid bzw. deren Abwehrformationen wie Rückzug, Gleichgültigkeit, Anklage- und Vorwurfshaltung.

Wir müssen auch mögliche Neidreaktionen von Betreuerinnen beachten. Die Jugendliche könnte von der Betreuerin beneidet werden, weil diese so viel Aufmerksamkeit und Zuwendung bekommt, während der Betreuerin gleichzeitig große Anstrengungen abverlangt werden. Genauso kann es zu Neidreaktionen gegenüber der Therapeutin kommen, die häufig mehr Anerkennung bekommt als die Betreuerin, die mit den täglichen Herausforderungen umzugehen hat. Aus diesen Neidreaktionen können Verwicklungen entstehen, die schlimmstenfalls zu einem Zerwürfnis der Zusammenarbeit führen oder dazu, dass die Betreuerin die therapeutische Arbeit untergräbt oder scheitern lässt.

### 10.1.2 Arbeit der Therapeutin mit ihrer Gegenübertragung in der Zusammenarbeit mit Eltern und Betreuerinnen

Das Containment der elterlichen Affekte ist oft eine große Herausforderung für die Therapeutin. Dabei hilft ihr, sich die Erfahrungs- und Erlebniswelt der Eltern mit strukturellen Defiziten zu vergegenwärtigen, um die Eltern mit ihren oft begrenzten Möglichkeiten des Elternseins anzunehmen und auch »abholen« zu können. Die Arbeit mit dieser Elterngruppe kann bei der Therapeutin heftige Gegenübertragungsgefühle hervorrufen. Leicht kommt sie in Gefahr, sich in Opfer-Täter-Dyaden zu verstricken. Oft müssen wir uns kognitiv bewusst machen, wann und wie diese Eltern selbst Opfer waren. Das ist wichtig, um uns vor einem Gegenübertragungsagieren zu schützen und der Zusammenarbeit mit Eltern bzw. Betreuerinnen nicht zu schaden.

> *Beispiel* für die Gefahr eines Gegenübertragungsagierens der Therapeutin gegenüber Sophies Mutter (s. o.): Sophie plante endlich einen ersten Wochenendausflug mit Gleichaltrigen. In der Elternstunde erfuhr die Therapeutin, dass die Mutter diese Unternehmung verhindert hatte, indem sie Karten für einen gemeinsamen Konzertbesuch gekauft hatte. In dieser Situation bestand für die Therapeu-

tin die Gefahr, ihre Empörung und Wut über die Mutter zu agieren, statt die Verlustängste der Mutter anzuerkennen und zu versuchen gemeinsam mit ihr deren Auswirkung auf Sophie zu verstehen.

Auf der strukturellen Ebene bemühen wir uns, mit den Eltern an Defiziten der Elternfunktion zu arbeiten (s. Kap. 8 u. 10.6.1), soweit sie in der Beziehungsgestaltung der Eltern mit der Jugendlichen zu erkennen sind.

*Beispiel* für die Arbeit an Defiziten der Elternfunktion mit der Mutter von Sophie: Die Therapeutin sagte:

»Sie haben mir neulich berichtet, wie sehr Sie sich freuten, als Sophie zum ersten Mal eine Freundin mitgebracht hatte, und dass Sie die Lebendigkeit zu Hause richtig genossen haben. Eben haben Sie beschrieben, wie unmöglich Sie es finden, dass Sophie Ihnen von den Gesprächen mit dieser Freundin gar nichts erzählen will. Sie haben zwei Tage nicht mit Sophie gesprochen, weil es Sie so verärgert hat. Es ist tatsächlich neu für Sie, dass Sie nicht die einzige Vertraute Ihrer Tochter sind, und das kann sehr widersprüchliche Gefühle auslösen, Freude und Ärger zugleich, und manchmal ist es schwer, diese Gefühle auszuhalten bzw. bei sich zu halten, ohne Sophie einzubeziehen.«

Auf diese Weise benannte die Therapeutin den aktualisierten Affekt der Mutter, bot dafür ein Containment an und stärkte gleichzeitig die Frustrationstoleranz gegenüber negativen Affekten.

Die zumeist geringe Frequenz von Eltern- bzw. Betreuerinnenstunden erfordert eine höhere Strukturierung und Aktivität durch die Therapeutin. Einerseits greifen wir die Themen, die Eltern bzw. Betreuerinnen mitbringen auf, bieten dann an, gemeinsam die Prioritäten der Themen zu klären, bzw. greifen frühere, »liegen gelassene« Themen erneut auf, indem wir die Gründe für das mögliche »Vergessen« explorieren.

Für diese Elterngruppe ist das Nachdenken über die eigene innere Welt oder die ihres Kindes oft befremdlich, wenn nicht sogar bedrohlich. Innere Konflikte werden häufig externalisiert. Wir müssen die Eltern in ihrer Lebensrealität abholen, indem wir die äußere Konfliktwelt als Erstes aufgreifen und mit ihnen daran arbeiten.

Bei Gesprächen mit Eltern bzw. Betreuerinnen in Anwesenheit der Jugendlichen sollte sich der Fokus der gemeinsamen Stunde auf aktuelle

Themen beziehen, die zuvor mit der jugendlichen Patientin in ihren Therapiestunden erarbeitet und auch mit den Eltern bzw. den Betreuerinnen zuvor als Fokus besprochen wurden. Diese Gespräche stellen eine hohe Anforderung an die triadische Kompetenz der Therapeutin sowie an die Fähigkeit des Umgangs mit der technischen Neutralität dar (s. Kap. 9).

## 10.2 Die Herstellung des Behandlungsrahmens und taktische Prinzipien

Die von Yeomans et al. (2017, S. 91ff., 198ff.) dargestellten taktischen Prinzipien für die TFP gelten auch für die Elternarbeit. Es geht dabei einerseits um die Vereinbarungen der Zuständigkeiten der Eltern im Rahmen des Behandlungsvertrags mit der jugendlichen Patientin. Zum anderen geht es um die Vereinbarungen der Rahmenbedingungen und deren Aufrechterhaltung für die Elternarbeit bzw. die Arbeit mit den Betreuerinnen (s. hierzu Kap. 11.1 bis 11.4). Auf diese Zweiseitigkeit der Absprache mit den Eltern weist auch Althoff (2017, S. 118) hin. Novick und Novick (2009, S. 69 und S. 96) befassen sich verstärkt mit den intrapsychischen Bedingungen, die die Eltern mitbringen, wie zum Beispiel ihre Ängste und Schuldgefühle. Gleichzeitig merken sie an, dass die äußeren Rahmenbedingungen oft zu schnell abgehandelt und dadurch zu späteren Stolpersteinen werden können. Die Erarbeitung der Rahmenbedingungen nimmt potenzielle Konflikte vorweg, deswegen bekommen sie in der TFP ein besonders Gewicht (s. hierzu Kap. 11.3).

## 10.3 Strategische Prinzipien

Als Kernstück der TFP-Behandlungstechnik können die strategischen Prinzipien wie von Yeomans et al. (2017, S. 56ff.) beschrieben, betrachtet werden. Sie gelten auch für die Elternarbeit: Es geht um das Beobachten und Definieren der dominanten Objektbeziehungsdyaden, um einen möglichen Rollenwechsel sowie die Abwehr einer Dyade durch eine andere. Aktualisierte Dyaden zwischen den Eltern und der Therapeutin können dann benannt und bearbeitet werden, wenn die Jugendliche im Fokus steht. Das bedeutet Arbeit am elterlichen Funktionsniveau im Erziehungsverhalten im Außen oder auf der Übertragungsebene.

Hierzu die Fortsetzung unseres Beispiels mit Sophies Mutter, das die einzelnen Schritte der Intervention zeigt:

*1. Schritt: Klärung des Affekts:* Die Therapeutin sagte:

»Ich habe mich gefragt, wie es Ihnen ergangen ist, als Sie von dem Plan erfahren haben, dass Sophie das Wochenende mit ihren Freundinnen verbringen wollte. Es könnte sein, dass Sie sich ausgeschlossen und verlassen gefühlt haben Daraufhin haben Sie Karten für ein Konzert gekauft, was ein Highlight für Sophie werden sollte. Bei dem Konzert haben Sie sich wieder mit Sophie wie früher ganz nahe und vertraut gefühlt«.

Nach dieser Intervention schweigt die Mutter. Die Therapeutin erlebte die Mutter zunehmend verschlossen und zurückgezogen.

*2. Schritt: Beschreibung der aktualisierten Dyade:* Die Therapeutin sagte: »Lassen Sie uns schauen, was hier gerade passiert, mir kommt es so vor, als würde ich den Kontakt zu Ihnen verlieren.«

*3. Schritt: Deutung des Zerfalls der Triade »Mutter – Sophie – Therapeutin« in die Dyade »Sophie – Therapeutin« mit der Mutter als sich ausgeschlossen fühlende Dritte:* Die Therapeutin sagte: »Könnte es sein, dass Sie das Gefühl haben, ich würde mich ganz auf Sophies Seite stellen und mich so zwischen Sie und Ihre Tochter drängen?«

Das Herausarbeiten von Mustern, bedingt durch die primitiven Abwehrstrategien wie zum Beispiel Spaltung oder den Zerfall von Triaden in Dyaden ist auch in der Arbeit mit Betreuerinnen hilfreich wie in dem Beispiel von Alicia dargestellt. Ob und wann eine Deutung einer aktualisierten Dyade im Hier und Jetzt zwischen Eltern(-teil) oder Betreuerin und Therapeutin angebracht ist, muss sorgfältig überlegt sein.

## 10.4 Neutralität als therapeutische Haltung

### 10.4.1 Intrapsychische technische Neutralität

Der Begriff der technischen Neutralität wurde bereits in Fußnote 4 erläutert. Wie beschrieben geht es bei der *intrapsychischen technischen*

*Neutralität* darum, gegenüber jedem Elternteil oder gegenüber der Betreuerin eine gleichbleibende innere Distanz und Neutralität zu deren aktualisierten Selbst- bzw. Objektrepräsentanzen zu wahren.

Hierzu ein *Beispiel* aus der Elternarbeit mit Nicoles Mutter: Die Therapeutin sagte:

»Sie haben mir gerade erzählt, dass Sie erneut einen Termin mit dem Schulleiter vereinbart haben, um ihm klarzumachen, dass Sie erwarten, dass er der Befreiung vom Sportunterricht für Nicole zustimmt; andernfalls würden Sie sich bei der Schulaufsicht beschweren.«

Die Mutter bestätigte dies mit einem zustimmenden Lächeln. Die Therapeutin fuhr fort:

»Sie haben mir auch davon berichtet, dass Nicole zu Hause auf dem Sofa rumhängt, Serien guckt und Chips isst und dabei schlechte Laune verbreitet, sodass Ihr Freund schon total genervt ist, Sie abends gar keine gemeinsame Zeit mit ihm mehr haben und Sie darüber richtig sauer sind.

Einerseits setzen Sie sich dafür ein, dass Nicole beim Schulsport nicht durch Hänseleien wegen ihres Übergewichts belastet wird. Dafür machen Sie sich gegenüber der Schule stark und stellen Forderungen an die Schulleitung. Auf der anderen Seite vermeiden Sie jede Auseinandersetzung mit Nicole, sogar auf Kosten der Beziehung zu Ihrem Freund, und lassen dabei Ihren Ärger über Nicole außen vor.«

Die Mutter schwieg missmutig. Die Therapeutin sagte dann:

»Vielleicht klingt es für Sie merkwürdig, aber ich frage mich, ob der Ärger über Nicole aus einem Grund, den wir noch nicht verstehen, nicht sein darf und dieser Groll beim Schulleiter oder bei Ihrem Freund landet.«

In diesem Beispiel hat die Therapeutin eine Position zwischen dem positiven Selbstanteil und dem abgespaltenen negativen Selbstanteil von Nicoles Mutter eingenommen (s. a. Verlauf der Elternarbeit mit Nicoles Mutter im Anhang bzw. die Geschichte von Nicoles Mutter, s. Kap. 7.4).

### 10.4.2 Interpersonelle Neutralität

Daneben gibt es eine *interpersonelle Neutralität*[8], zum Beispiel bei einer aufsuchenden Arbeit in Wohneinrichtungen, wenn die Arbeit in einem Team stattfindet. Hier gilt es, eine Position zu finden, die in respektvoller Distanz zu allen Beteiligten steht. Das bedeutet, dass keine Parteinahme für eines der Elternteile bzw. für einen der Betreuerinnen erfolgt, sondern ein Raum zum Nachdenken für alle eröffnet wird. Zur Herausforderung für die Therapeutin wird dies auch bei gemeinsamen Gesprächen mit den Eltern und der jugendlichen Patientin. Auch hier muss die interpersonelle Neutralität gewahrt bleiben. Entsprechend schwierig für die Therapeutin ist die Wahrung der intrapsychischen technischen Neutralität wie auch der interpersonellen Neutralität bei zerstrittenen bzw. getrennten Eltern. Der Erwartungsdruck von Allianzen der einzelnen Beteiligten auf die Therapeutin stellt eine große Herausforderung an deren triadische Fähigkeit dar.

> *Beispiel* zur interpersonellen Neutralität zwischen Therapeutin und Betreuerinnenteam von Jana: Die Therapeutin suchte die Teambesprechung in Janas WG auf, an der dieses Mal auch eine Sozialarbeiterin des Jugendamts teilnahm. Es sollte in dieser Sitzung um die Frage gehen, ob Jana weiterhin in der Einrichtung bleiben kann. Inzwischen war das Betreuerinnenteam in viele Fraktionen gespalten. Die Therapeutin konnte auf gemeinsame Diskussionen über primitive Abwehrmechanismen aus früheren Gesprächen zurückgreifen und die Betreuerinnen dafür gewinnen, ihre unterschiedlichen Affekte auf Janas Verhalten »einzusammeln«: Einige strebten wegen Janas ständiger Regelverstöße eine sofortige Verlegung an, andere sahen Janas Not des Nicht-gewollt-Seins, wiederum andere fürchteten Janas mächtige Einflussnahme auf alle Mitbewohner und Einzelne fühlten sich völlig überfordert. Auf kognitiver Ebene war es möglich, gemeinsam Hypothesen zu den sich im Team widerspiegelnden fraktionierten Selbstanteilen von Jana zu entwickeln und somit einen Raum zu eröffnen, zusammen über die anstehende

8 Wir verstehen unter »interpersoneller Neutralität« die neutrale Haltung der Therapeutin in ihrer Anwendung auf konkrete aktuelle interpersonelle Konflikte zwischen den beteiligten Personen.

Frage nachzudenken, ob und gegebenenfalls unter welchen Umständen Jana in der Einrichtung bleiben kann.

## 10.5 Klären, Konfrontieren, Deuten

Bei Eltern, die in ihrer elterlichen Funktion eingeschränkt sind, nehmen Klärung und Konfrontation einen großen Raum ein. Beides wird erweitert durch die Dreierkonstellation und bezieht sich auch auf die interpersonelle Dimension.

Klären trägt zur Entwicklung eines Narrativs bei und stellt einen ersten Schritt zur Eröffnung eines triangulären Raumes dar. Wir fordern die Eltern auf, ihre Beobachtungen über die Jugendliche zu beschreiben. Wir fragen sie nach ihrer Einschätzung und ihren Gedanken dazu, achten darauf, dass beide Elternteile sich beteiligen und beziehen den Elternteil, der sich zurückzieht, wieder ein, wobei wir mit ihm zu klären versuchen, was zum Rückzug, zum Schweigen oder Nicht-Teilnehmen geführt hat. Auch bei der Arbeit mit Betreuerinnen versuchen wir durch Klärung ein Bild zu erhalten, welche Interaktionen zwischen Betreuerinnen und Jugendlichen stattgefunden haben und inwieweit andere aus dem Betreuerinnenteam und der Gruppe beteiligt waren.

Yeomans et al. (2017, S. 144) betrachten Konfrontation als eine Aufforderung zum Nachdenken, in dem bewusstes oder vorbewusstes Material, das die Patientin durch Spaltungsmechanismen nur isoliert voneinander wahrnehmen kann, von der Therapeutin zusammengeführt wird. Diese respektvolle Konfrontation mit Widersprüchen kann sich einerseits auf die Spaltungsabwehr beider Eltern oder eines Elternteils beziehen; oft sehen wir dabei einen Widerspruch zwischen verbalem Inhalt und Gestik bzw. Mimik, der früh angesprochen werden kann. Andererseits müssen wir Widersprüche zwischen den Eltern so aufgreifen, dass es nicht um Richtig oder Falsch geht, sondern um das unterschiedliche Erleben eines Sowohl-als-auch. Diese Betrachtungsweise ist für diese Elterngruppe oft fremd, sie kennen eher ein Entweder-oder. Die Erarbeitung von »Differenz« beginnt hier mit dem Tolerieren von interpersonellen Widersprüchen. Dies gilt in erster Linie für die oft unvereinbaren Wahrnehmungen von Eltern und Jugendlichen und für zerstrittene Eltern. Dabei kann es zusätzlich erschwerend sein, wenn nicht alle Streitenden anwesend sind. Die Therapeutin findet sich in einer gespalten äußeren Realität wieder. (Hier kann es manchmal hilfreich sein, wenn die Therapeutin sich durch eine Schweigepflichtentbindung die Möglichkeit schafft, die nicht anwesende Person mit den vorhandenen Widersprüchen zu konfrontieren.)

Das durch Klären und Konfrontieren gewonnene Material kann in weiteren Schritten zu einer Deutung führen. Gerade bei unserer Elterngruppe ist es wichtig, die Eltern in unseren Prozess des Nachdenkens und der Hypothesenbildung immer wieder einzubeziehen und Raum anzubieten zum Mitdenken, zum Überprüfen ihrer eigenen Sicht oder zum Widerspruch.

Lohmer (2013, S. 108)) hebt ein schrittweises Vorgehen beim Deutungsprozess hervor, wenn Spaltung und Projektion dominieren. Als Erstes sollte die »interpersonelle Spaltung« durch Konfrontation zwischen Selbst und Objekt aufgezeigt werden. Dieser erste Schritt ist in der Elternarbeit wie auch in der Arbeit mit Betreuerinnen sehr hilfreich. Als Nächstes kann eine Übertragungsdeutung im Hier und Jetzt folgen. Der dritte Schritt der Deutung einer intrapsychischen Spaltung von Teilen der Persönlichkeit der Betreuerinnen sollte mit großer Zurückhaltung angewandt werden.

Bei jeder Deutung spielt die Analyse der eigenen Gegenübertragung eine wichtige Rolle, da sie uns Hinweise auf die ausgelagerten negativen Selbstanteile unseres Gegenübers bietet und somit wesentlich zu unserem Verständnis des Übertragungsgeschehens beiträgt.

> *Beispiel:* Klärung, Konfrontation und Deutung in der Elternarbeit mit Sophies Mutter: Sophies Mutter berichtete in der letzten Elternstunde, dass sie sich über ihre Bank geärgert habe, die ihr keinen weiteren Überziehungskredit für die Finanzierung einer geplanten gemeinsamen Auslandsreise mit Sophie genehmigen wollte, und sie sich jetzt auf eine »andere Weise« Geld beschaffen werde.
>
> In der folgenden Elternstunde verließ die Therapeutin *im ersten Schritt* die bis dahin eingenommene technische Neutralität, indem sie eine Warnung aussprach. Sie sagte:
>
> »Ich sehe, dass Sie fast verzweifelt darin gefangen sind, Sophie unbedingt etwas Besonderes bieten zu müssen; aber mir scheint, dass Sie dadurch aus dem Blick verlieren, dass Sie sich selbst damit in die Gefahr begeben, etwas Unrechtes zu tun. Schon in der letzten Stunde hatte ich die Rolle übernommen, Sie vor diesem Schritt zu warnen.«

*Im zweiten Schritt* interessierte sich die Therapeutin für die Reaktion von Sophies Mutter auf die ausgesprochene Warnung. Sie sagte:

»Heute berichten Sie mir nun, dass Sie dennoch versucht haben, sich das Geld auf unrechtmäßige Weise zu verschaffen, und jetzt schlaflose Nächte hinter sich haben. Sie hatten mir von Ihrem Plan erzählt und ich hatte versucht, Sie davor zu warnen. Und jetzt frage ich mich, wie Sie meinen Rat erlebt haben.«

Sophies Mutter schwieg, sie wirkte verschlossen und angespannt. Die Therapeutin fühlte sich wegen ihrer gut gemeinten Warnung angegriffen (Gegenübertragungsgefühl).

*Im dritten Schritt* nahm die Therapeutin dann die aktualisierte Dyade zwischen sich und Sophies Mutter wahr. Sie bemühte sich um ein Containment des negativen Affekts von Sophies Mutter und deutete schließlich die Übertragung folgendermaßen:

»Vielleicht haben Sie es fast wie eine Bevormundung erlebt, als mischte ich mich wieder einmal in ihre Pläne mit Sophie ein, als ob ich es Ihnen nicht gönnen würde, dass Sie eine schöne Reise mit ihr machen wollen. Dann wären Sie mit Recht ärgerlich auf mich und gehen auf Abstand zu mir.«

Sophies Mutter antwortete mit verärgertem Unterton: »Immer meinen Sie, es besser zu wissen, was für uns gut ist, wieso eigentlich?«

*Im vierten Schritt* wurde zunächst die negative Übertragung angenommen und dann die Projektion (Neid) von Sophies Mutter auf die Therapeutin gedeutet: »Sie erleben mich als ›Besserwisserin‹, die Ihnen eine schöne Reise mit Sophie missgönnt. Warum sollte ich das tun?«

Daraufhin entwarf die Therapeutin *im fünften Schritt* eine Hypothese, die auf eine mögliche positive Dyade hinweist, die hinter dem Angriff von Sophies Mutter auf die Therapeutin verborgen blieb. Sie sagte: »Ich sehe, dass Sie sich sogar in Gefahr bringen, um Sophie etwas Besonderes zu bieten. Meine Warnung erlebten Sie allerdings als einen Angriff auf Ihre gute Absicht. Könnte es für Sie so fremd sein, dass jemand Sie vor einer Gefahr schützen will?!«

Erst in einem späteren Gespräch wurde es möglich, auf die innere Dynamik der Mutter zu kommen, dass sie davon überzeugt ist, als Person nicht liebenswert für Sophie oder für jemand anderen zu sein, sodass sie Sophie ständig mit äußeren Angeboten umwerben oder sich für Sophie als brauchbar erweisen muss.

Selbstverständlich stand auch bei Sophies Mutter die Beziehung zwischen Elternteil und Jugendlicher im Fokus. In dem dargestellten Beispiel wird das schrittweise Vorgehen in der Arbeit mit diesen Eltern gezeigt: Es beginnt mit einer Klärung der Situation, gefolgt von einer Konfrontation und einem Containment der Affekte, bis hin zu einer Deutung der aktualisierten Teilselbst- und Teilobjekt-Beziehungskonstellation zwischen Elternteil und Therapeutin. Damit gehen wir aber einen Schritt weiter als Ahlheim (2007, S. 262), die das Übertragungsangebot der Eltern nur im Hinblick auf die Beziehungserwartung zwischen Elternteil und Kind untersucht.

## 10.6 Zusätzliche Prinzipien

### 10.6.1 Supportive Techniken

In jeder Elternarbeit werden supportive Techniken verwandt. Das gilt besonders für jene Eltern, deren elterliche Funktion eingeschränkt ist. Auch Lohmer weist darauf hin, dass supportive Techniken als »eine notwendige Ich-Stärkung im Dienste des therapeutischen Fortschritts« (Lohmer, 2013, S. 96) infrage kommen und sich auf den Umgang der Patientinnen mit ihrer äußeren Realität beziehen.

Das bedeutet für die Elternarbeit, dass es um eine Verbesserung und Stärkung der Elternkompetenz in der Alltagsrealität der Familie geht. Einerseits markieren wir das Verlassen der technischen Neutralität, andererseits beobachten wir, wie die Eltern mit diesem Rat umgehen: ob sie ihn zum Beispiel blind übernehmen, ihn gar nicht beachten oder ihn gar als Waffe gegen Dritte benutzen. Unsere Arbeit beginnt mit der supportiven Intervention, an die sich dann eine Übertragungsarbeit anschließt. Das Gleiche gilt für die Vermittlung von Informationen und »Aufklärungsarbeit«, zum Beispiel über die physische und psychische Entwicklung im Jugendalter oder über Hilfsangebote anderer Institutionen. Rauchfleisch beschreibt sein Vorgehen in der Arbeit mit erwachsenen BPO-Patientinnen folgenermaßen: »Nach meiner Erfahrung kann man als Therapeut durchaus im sozialen Leben der PatientInnen aktiv sein [...] und zugleich die sich in diesen Interaktionen zeigende Übertragungsdisposition bearbeiten« (Rauchfleisch, 2019, S. 84).

Für uns ist an dieser Stelle wichtig, in einem Schritt zuvor das Verlassen der technischen Neutralität zu markieren und zu beschreiben, warum wir supportiv intervenieren. Dabei könnte allerdings das regressive Agieren des Gegenübers unterstützt werden. Daher bemühen wir uns, möglichst nicht aktiv handelnd einzugreifen, so wie es Rauchfleisch (ebd., S. 81) in seinen Beispielen beschreibt, sondern aus einer dritten Position heraus die Möglichkeit des Handelns zu verbalisieren.

> *Beispiel:* Bei der Planung der Elternarbeit mit Melanies Mutter war besprochen worden, dass sich Melanies Mutter in einer psychiatrischen Praxis vorstellen sollte, um abzuklären, ob ihr ein Antidepressivum helfen könnte. Die Mutter hatte diesen Vorschlag zwar dankend angenommen, führte aber auf wiederholte Nachfragen unterschiedliche Gründe an, warum sie es nicht schaffe, einen Termin zu vereinbaren. Die Therapeutin griff diese passive Verweigerung auf, indem sie sagte: »Ich hatte Ihnen vorgeschlagen, sich um eine mögliche Entlastung durch ein Antidepressivum zu kümmern, aber irgendetwas steht dem im Wege. Könnte es sein, dass Sie meine Idee gar nicht teilen?«

Eltern wie auch Betreuerinnen suchen oft Unterstützung und wir sollten ihnen Anerkennung und Bestätigung zurückmelden, wenn ihr Bemühen authentisch ist und wir es ehrlich gutheißen können. Oft müssen wir sie ermuntern, sich in die Jugendliche hinzuversetzen und im Sinne der Mentalisierung darüber nachzudenken, was wohl im anderen vorgehen mag und wie sie selbst von anderen wahrgenommen werden. Wir können ihnen aufzeigen, wie sie die Jugendliche mit ihren Bedürfnissen, Gefühlsantworten – zum Beispiel über Wahrnehmen der Mimik oder Körperhaltung – »lesen lernen«.

Ein häufiges Thema ist der Umgang mit Grenzsetzungen. Oft sehen wir ein Schwanken zwischen rigiden und abrupten Grenzsetzungen und einem Laufenlassen oder auch Weggucken bzw. Vermeiden von Konflikten durch versäumte Grenzsetzungen. Hier kann es zu Situationen kommen, die zum Schutz der jugendlichen Patientin oder auch der Eltern bzw. Betreuerinnen ein Verlassen der technischen Neutralität erfordern. Eltern mit einer geringen Elternkompetenz brauchen uns mitunter zur Erarbeitung einer Tagesstruktur für sich selbst oder für die Familie. Manchmal brauchen sie auch Hinweise auf Angebote, wie sie für sich zum Beispiel Affekt- und Impulsregulierung oder Selbstberuhigungsstrategien erlernen können.

Insofern übernimmt die Therapeutin manchmal vorübergehend Hilfs-Ich-Funktionen für die Eltern und verlässt damit die technische Neutralität, was – wie in der TFP üblich – markiert und transparent gemacht werden sollte. Dies ist besonders wichtig bei Eltern, die im passiven Modus ihre Elternfunktion an die Therapeutin abgeben wollen. Wenn es nicht um aktuelle dramatische »Feuerwehr-Situationen« der Jugendlichen geht, bleiben diese Eltern besonders am Anfang oft passiv als Ausdruck einer geringen positiven Besetzung der Elternfunktion und bringen keine eigenen Themen mit. Dann strukturiert die Therapeutin, indem sie relevante Themen aufgreift, sie weiterführt und darauf aufmerksam macht, dass die Eltern zum Beispiel ein gerade aktuelles Thema (z. B. Schulschwänzen) nicht selbst wieder aufgreifen. Sie bietet sich als Gedächtnis für die gerade nicht repräsentierten Seiten an. Die oft geringe Fähigkeit zur zeitlichen und räumlichen Orientierung erfordert es, mit den Eltern Transferschritte oder Antizipationen wiederholt zu erarbeiten. Entscheidend ist in diesen Situationen, dass die Therapeutin ihre Übernahme von Hilfs-Ich-Funktionen reflektiert und nicht im Sinne einer allwissenden, hilfreichen Übermutter agiert.

Auch Betreuerinnen erwarten von uns oft Rat und Unterstützung bei Entscheidungen oder sie konfrontieren uns als Antwort auf unser Nachdenken-Wollen mit einer Abwehrseite, dass sie unsere Überlegungen längst selbst durchdacht und schon alles probiert hätten, ohne dass es bei der Jugendlichen zu Verhaltensänderungen geführt hätte. Schnell fühlen sie sich in ihrem Bemühen um die Jugendliche unter schwierigen Arbeitsbedingungen von uns angegriffen. Wir laufen durch unser Nachdenken-Wollen über eine Szene im Nachhinein Gefahr, einen Erwartungsdruck aufzubauen, als hätte die Betreuerin es schon in der Situation »besser« wissen können.

Für uns als Therapeutinnen ist es wichtig anzuerkennen, dass der innere Raum zum Reflektieren in einer schwierigen Situation für Eltern wie Betreuerinnen oft weniger gegeben ist als für uns selbst im späteren Nachdenken und dass am Ende des Nachdenkens für Eltern oder Betreuerinnen oft viel drängender ein Handlungsvollzug oder eine Entscheidung stehen muss. Betreuerinnen weisen uns immer wieder darauf hin, dass sie sich – wie auch Eltern – mit mehreren Kindern selten in einer Zweiersituation mit der Jugendlichen befinden, sondern dass sie ihr Augenmerk gleichzeitig auf eine Gruppe richten müssen. Das heißt auch, dass sie ihre Zeit, Aufmerksamkeit und Zuwendung aufteilen müssen.

Hilfreich kann es sein, sich eine Szene oder konflikthafte Situation schildern zu lassen. Dabei muss anerkannt werden, dass es um ein gemeinsames Nachdenken über äußere wie innere Beweggründe der Beteiligten im Nachhinein geht. Vor diesem Hintergrund können dann konkrete Handlungsoptionen »durchgespielt« werden. Gleichzeitig müssen wir als Therapeutinnen akzeptieren, dass aus Gesprächen mit den Betreuerinnen oder Eltern auch für uns Handlungskonsequenzen entstehen können.

> Hierzu das *Beispiel* einer Szene, die zwischen der Betreuerin und einer Jugendlichen ihrer WG stattgefunden hat. Das Gespräch zwischen der Therapeutin und der Betreuerin darüber wurde in einem Rollenspiel (s. Fußnote 6) in der Intervisionsgruppe der Therapeutin dargestellt und danach besprochen. Die inneren affektiven Reaktionen von Therapeutin und Betreuerin im Rollenspiel fließen in den folgenden Text ein.
>
> Die Betreuerin der Wohngruppe berichtete, dass Jessica, gerade 18 Jahre alt, morgens einfach nicht aufstehe, sie erfolglos mehrfach versuche, Jessica zu wecken. Die Therapeutin und die Betreuerin machten sich Gedanken, was Jessica das Aufstehen so schwer macht. Die Therapeutin fragte die Betreuerin, was sie denke, was Jessica als Unterstützung brauchen könnte und ob vielleicht ein Gespräch jenseits der morgendlichen Hektik das klären könnte. Die anfänglich einfühlsame, geduldige Betreuerin wurde nach dieser Intervention der Therapeutin angespannter und wirkte gereizt. Sie fühlte sich von der Therapeutin aufgefordert, sich noch mehr Mühe zu; sie spürte aber, dass sie Jessica keine Sonderrolle gewähren wollte. Die Betreuerin versuchte nun, der Therapeutin ihre Belastung zu erklären, indem sie beschrieb, dass sie morgens vier Jugendliche zu betreuen habe, die aufstehen und zur Schule gehen müssen. Die Therapeutin merkte nun, dass sich die Betreuerin entzog und sie ihr nichts bieten konnte.

Hier wäre es wünschenswert gewesen, wenn es der Therapeutin durch eine Intervention möglich gewesen wäre, die Betreuerin in der Wiedergewinnung ihrer »mütterlichen Container-Funktion« zu unterstützen. Beide, Betreuerin und Therapeutin, könnten im Nachhinein reflektieren, dass *es ihre gemeinsame Arbeit* ist, dass Jessica in die Schule geht, weil ihr Aufenthalt in der Wohngruppe sowie die Ermöglichung der Therapie an den Schulbesuch geknüpft sind. Letztlich hätte Jessica sowohl von der Therapeutin als auch von der Betreuerin damit konfrontiert werden müssen, dass ihr Vermeidungsverhalten selbstdestruktiv sowohl den Aufenthalt in der Wohngruppe als auch die Therapie gefährdet. Die Anerkennung der Tatsache, dass Therapeutin und Betreuerin in einer solchen Situation an der gleichen Aufgabe arbeiten müssen, gerät aufseiten der Therapeutinnen häufig aus dem Blick.

Wie viel Pädagogik steckt in den supportiven Techniken in der Elternarbeit, wenn wir den Eltern zum Beispiel einen konkreten Rat geben? Grieser schreibt dazu:

> »Wenn man also doch einmal einen bestimmten Vorschlag macht oder einen Rat gibt, dann sollte dies therapeutisch gut vorbereitet sein und vor allem auch evaluiert werden. Denn das Interessante am Ratschlag ist im Grunde nicht der Ratschlag, sondern der Umgang der Eltern damit, und es kann therapeutisch sehr aufschlussreich sein, wenn man sich damit beschäftigt, was die Eltern mit dem Ratschlag tun und woran dessen Umsetzung scheitert« (Grieser, 2018, S. 56).

Schon Brocher forderte, dass es nicht reiche, Eltern durch »rationale Informationen aufzuklären«, sondern »es um eine entscheidende Veränderung unbewußter oder vorbewußter Haltungen der Eltern in ihrem Umgang mit dem Kind geht« (Brocher, 1991, S. 296); weiterhin geht er davon aus, dass sich dabei Erziehung und Therapie begrifflich nicht scharf trennen lassen. Im Rahmen der TFP-Technik in der Elternarbeit lassen wir das Nachdenken der Therapeutin über den Umgang der Eltern mit dem Ratschlag in eine Deutung münden, die das interaktionelle Geschehen zwischen Eltern bzw. Elternteil und Therapeutin aufgreift. Insofern mündet eine supportive Intervention zumeist in eine Übertragungsdeutung.

### 10.6.2 Förderung der triadischen Kompetenz

Die Entwicklung, Förderung und Aufrechterhaltung der aktuellen Triade zwischen Eltern oder Betreuerin, Therapeutin und dem real anwesenden oder fantasierten Kind ist eine kontinuierliche Aufgabe. Grieser (2018, S. 62ff.) bezeichnete Elternarbeit als Triangulierungsarbeit und beschrieb verschiedene Konstellationen in der Arbeit mit Eltern, in denen triadische Situationen entstehen oder sich triangulierende Prozesse entwickeln können, die idealerweise neue Erfahrungen für die Eltern ermöglichen. Nach Grieser werden unter anderem Triangulierungsprozesse angestoßen, »indem die Therapeutin den Versuchen der verschiedenen Familienmitglieder widersteht, sich aus ihrer ausgleichenden, triangulierten Position einer Dritten gegenüber allen heraus und in die eine oder andere Dyaden hineinzuziehen […]« (ebd., S. 63). Wir gehen davon aus, dass wir als Therapeutinnen in Vorgänge hineingezogen werden, in denen Triaden zerfallen, sodass wir diesen zunächst interaktionellen Prozess aufzeigen und dann deuten können, um Triangulierung als inneren Prozess anzustoßen.

Im praktischen Vorgehen heißt das, im Blick zu behalten, wie sich das Gespräch in der Dreierkonstellation entwickelt, wer sich zurückzieht, wie der Dialog sich gestaltet, ob der Fokus auf der Jugendlichen liegt oder ob die Eltern sich mit ihrer eigenen Problematik einbringen. Der Zerfall der Triade in eine Zwei-plus-eins-Konstellation wird aufgegriffen und es wird mit den Eltern exploriert, wie es dazu gekommen ist.

> Ein *Beispiel* zur Entwicklung der triadischen Elternkompetenz: Beide Elternteile saßen der Therapeutin gegenüber. Die Mutter begann und berichtete recht aufgebracht über das morgendliche Drama, dass Julia nie aufstehe, dass sie alle paar Minuten ins Zimmer renne. Nach ein paar Malen werde sie so wütend, schreie Julia an, dass es ihr völlig egal sei, ob sie zur Schule gehe oder nicht.
>
> Der Vater saß während dieser Erzählung fast unbeteiligt daneben, während sich seine affektiv aufgebrachte Frau an die Therapeutin wandte. Hier entstand keine Triade. Die Therapeutin wandte sich daher an den immer noch schweigenden Vater und fragte, was er von dieser Szene halte. Der Vater meinte dazu, ihn nerve dieses Theater zwischen seiner Frau und der Tochter; er halte sich da heraus. Die Therapeutin griff auf, dass es hier gerade genauso gewesen sei: Sie und die Mutter hätten geredet, während er sich zurückgezogen habe; dabei sei doch seine Sicht genauso von Bedeutung. Dann wollte die Therapeutin wissen, ob er sich ein anderes Vorgehen beim Wecken vorstellen könne, denn beiden Eltern sei es ja sehr wichtig, dass Julia zur Schule gehe.

Die Berichte der Eltern über das Alltagsgeschehen nutzte die Therapeutin, um über das innere, gefühlshafte Erleben der am Gespräch Beteiligten laut nachzudenken, um als Modell einen Raum zur Reflektion aus einer dritten Position zu eröffnen.

In dem oben dargestellten Gespräch hätte die Therapeutin sagen können:

> »Ich denke gerade darüber nach, was wohl in Julia vorgehen mag. Sie haben mir gerade berichtet, dass Julia unbedingt den Schulabschluss schaffen möchte. Trotzdem bleibt sie im Bett liegen und geht wieder nicht zur Schule. Was meinen Sie, wieso steht sie nicht auf?«

So würde sich die Therapeutin auf die Innenwelt der Jugendlichen beziehen und damit versuchen, den Blick der Eltern auf ihre Tochter mit deren möglichen Affekten zu erweitern. Es braucht oft Ermunterung der Eltern, Gefühle in Worte zu fassen. Die Therapeutin formuliert (vor): »Könnte Julia einfach keine Lust haben? Oder will Julia Sie ärgern? Oder könnte sie zu depressiv sein, um sich aufzuraffen? Könnte Julia Angst haben, die Schulanforderungen nicht zu schaffen?« Neben dieser triangulierenden Sicht der Therapeutin bietet sie gleichzeitig eine Anregung an, die Verfassung von Julia »lesen zu lernen« (s. Verlauf im Anhang).

# 11 Vorbereitung der Therapie – Diagnostikphase, Therapieplanung und -vertrag

## 11.1 Elternarbeit in der Diagnosephase der jugendlichen Patientin

Die Elternarbeit beginnt mit dem ersten Telefonat bei der Anmeldung der Patientin. Bei Jugendlichen, die sich eigeninitiativ melden, ist das Alter der Jugendlichen dafür entscheidend, ob zunächst Gespräche nur mit ihr geführt werden und später die Eltern hinzugezogen werden. Bei getrennt lebenden Eltern gilt es zu klären, wer das Sorgerecht hat, wo der Lebensmittelpunkt der Jugendlichen liegt und ob es möglich ist, die getrennten Eltern gleich zu Beginn zusammen einzuladen. Manchmal ist diese Voraussetzung noch nicht gegeben und kann ein Ziel der Elternarbeit sein. In der Regel wird eine Verabredung zu einem ersten gemeinsamen Gespräch angestrebt, das uns einen Einblick in die Familiendynamik bietet. Wünschenswert ist es, einen Termin zu finden, den alle wahrnehmen können, denn häufig fällt hier schon der Elternteil heraus, der sich für die Erziehungsaufgaben weniger zuständig fühlt. Auch Grieser (2018, S. 28ff.) verweist auf die Bedeutung der Einbeziehung des Dritten – zumeist ist es der Vater – vom ersten Gespräch an. Dabei zeigt er auf, dass durch diese erste Anforderung der Dreierkonstellation Vater-Mutter-Kind Spannungen entstehen können, die der »gelebten Beziehungsrealität« in dieser Familie widersprechen können. Auch Ahlheim (2007, S. 256) hebt die Bedeutung der Präsenz des Vaters schon bei Beginn der Elternarbeit hervor.

Das gemeinsame Gespräch könnte folgendermaßen eröffnet werden:

> »Was ist der Anlass, der Sie heute hierhergeführt hat? Hierbei könnte es Unterschiede zwischen den einzelnen Familienmitgliedern geben. Mich interessiert, wie jeder von Ihnen die aktuellen Probleme einschätzt, welche Vorstellungen Sie dazu haben, wie es zu den Problemen gekom-

men ist und was eine Therapie zur Bewältigung der Probleme beitragen könnte.«

Es ist uns an dieser Stelle bewusst, dass eine solche Gesprächseröffnung mit mehreren Teilfragestellungen für die Beteiligten eine erhebliche Herausforderung darstellt. Allerdings bietet der Umgang der einzelnen Familienmitglieder mit dieser Komplexität wichtige diagnostische Hinweise auf strukturelle Defizite der Jugendlichen und auf das Funktionsniveau der elterlichen Kompetenz. Diese Eröffnung des Gesprächs mit der Familie ist an die vier Eröffnungsfragen des strukturellen Interviews angelehnt (s. a. Yeomans et al., 2017, S. 79).

Nach einer ersten Begegnung mit den Eltern und/oder der Jugendlichen beginnt die Diagnostikphase für die jugendliche Patientin, in der die Eltern bzw. Elternteile ausführlich nach der Entwicklungsgeschichte ihres Kindes, aber auch noch ihrer eigenen Lebensgeschichte wie nach der Familiengestaltung gefragt werden (s. a. Kap. 7). Aber schon nach diesem ersten Gespräch sollte sich die Therapeutin zur Motivation der Eltern folgende Fragen stellen:

**Klärung der Motivation der Eltern zur Therapie der Jugendlichen**

- Suchen die Eltern Therapie für die Jugendliche wegen des Drucks von außen, zum Beispiel durch die Schule oder Behörden oder wegen sozialer Auffälligkeiten im Umfeld? Liegt also eine Fremdmotivation vor?
- Suchen die Eltern für sich Entlastung vom problematischen Verhalten der Jugendlichen? Liegt eine Eigenmotivation der Eltern vor?
- Suchen die Eltern Therapie für die Jugendliche als Indexpatientin bei einem dysfunktionalen Familiensystem bzw. bei bewussten oder unbewussten Paarkonflikten?
- Suchen die Eltern Therapie für die Jugendliche, weil sie in Sorge um deren Entwicklungsmöglichkeiten sind? Liegt eine Motivation der Eltern vor, den Jugendlichen zu helfen?

Hier kann es hilfreich sein, mögliche Verwicklungen, die sich schon im diagnostischen Prozess zwischen Eltern und Therapeutin abzeichnen, konkret als Dyaden zu formulieren. Es handelt sich immer um Dyaden zwischen einem Teilselbst und einem Teilobjekt bei noch nicht vollständig entwickelten kohärenten Selbst- und Objektrepräsentanzen. Diese vielfältigen

Dyaden können schnell wechseln und von der ersten Begegnung an in der Gegenübertragung Verwirrung auslösen. Die Identifizierung dieser Dyaden ist auch für die Planung der Therapie der Jugendlichen ebenso wie für die Elternarbeit hilfreich.

*Hierzu einige typische Dyaden-Konstellationen:*

1. Scheinbar schwache, hilflose oder bedürftige Eltern, die sich einer scheinbar allwissenden, mächtigen Therapeutin unterordnen und sich regressiv aus der Übernahme der Elternfunktion zurückziehen und die Verantwortung an die Therapeutin abgeben wollen. In der Analyse der Gegenübertragung könnte die Therapeutin bemerken, dass sie die zugewiesene Rolle anzunehmen beginnt, indem sie in einem besserwisserischen, klugen Tonfall mit den Eltern spricht und damit die Eltern klein und unbedeutend macht. Die Therapeutin könnte verführt sein, ein allwissender Elternteil zu werden; damit könnte sie unterstützen, dass die Eltern sich ihrer Zuständigkeit und Verantwortung noch stärker entziehen. In einer Rollenumkehr könnten dann die Eltern die mächtige Therapeutin scheitern lassen, sodass die Eltern dann über die Therapeutin triumphieren könnten. Eine entsprechende Dyade entwickelt sich auch relativ häufig zwischen Therapeutin und Betreuerin.
2. Eltern, die eine libidinöse Dyade zwischen der Jugendlichen und der Therapeutin befürchten und sich dann selbst als ausgeschlossene und unbedeutende Dritte fühlen. In der Analyse der Gegenübertragung könnte die Therapeutin bei sich eine »übertriebene« Freundlichkeit einem latent feindlichen Elternteil gegenüber bemerken, als Besänftigung der eigenen Angst zum ausgeschlossenen Dritten werden zu können. Eine solche Konstellation wird in den Beispielen zwischen Sophies Mutter und der Therapeutin erkennbar. Sie kann aber auch als libidinöse Dyade zwischen der Betreuerin und der Jugendlichen entstehen, bei der dann die Therapeutin die Ausgeschlossene sein kann.
3. Eltern oder Betreuerinnen, die sich mit der Macht der Therapeutin verbünden, um sich gegenüber der Patientin als überlegenes, starkes Objekt zu positionieren; dabei könnte unbemerkt bleiben, dass sich alle drei zusammenschließen und über die ausgeschlossene Patientin sprechen und urteilen.
4. Eltern, die erwarten, dass ihre Sicht und Wertung von der Therapeutin geteilt wird. Eine abweichende Sicht der Therapeutin würden

sie als Angriff erleben. Hier könnte die Therapeutin versucht sein, Konfrontationen zu vermeiden, um gemocht zu werden, um damit Gegenangriffe, die sie kränken könnten, abzuwehren.

5. Eltern, die die Therapeutin als Alibi oder als Bündnispartnerin gegenüber Dritten benutzen. In solchen Fällen fühlen sich Eltern beispielsweise nicht für den Schulbesuch ihres Kindes zuständig und schieben gegenüber der Schule die Verantwortung der Therapeutin zu.

Diese Aufzählung von möglichen Dyaden verdeutlicht, dass es meistens um Konstellationen von Bemächtigung und Unterwerfung, Macht und Ohnmacht in verschiedenen Koalitionen geht.

Je nach reflexiver Funktion der Eltern kann es schon zu diesem frühen Zeitpunkt hilfreich sein, solche möglichen Dyaden den Eltern gegenüber anzusprechen. Wir bereiten sie damit auf die gemeinsame Arbeit vor und wirken frühen Abbrüchen entgegen. Gerade bei Eltern mit eingeschränkter elterlicher Funktion ist es besonders wichtig, von Beginn an die Bedeutung der elterlichen Mitarbeit hervorzuheben. Häufig begegnen wir massiver Abwehr, die die Angst der Eltern vor Kritik und Schuldzuweisung verdeckt. Bei jüngeren Jugendlichen kann die Durchführung der Therapie gelegentlich von der Bereitschaft der Eltern zu Mitarbeit abhängig gemacht werden.

Auch Grieser (2018, S. 44) weist darauf hin, dass es für jede Form der Elternarbeit hilfreich sein kann, mit den Eltern mögliche Schwierigkeiten in der Aufrechterhaltung des Rahmens antizipierend vorwegzunehmen. Häufig müssen wir um die Eltern »werben«, die ihre Elternschaft zum Zeitpunkt ihres Kommens meist nicht mehr positiv besetzen können. Es kann aber auch sein, dass sie um uns werben und uns vereinnahmen wollen, sodass wir um unsere Neutralität ringen müssen.

Schon in den ersten Kontakten bemühen wir uns um ein Containment der elterlichen Affekte; gleichzeitig konfrontieren wir sie vorsichtig mit ihren abgespaltenen Wahrnehmungen und Gefühlen. So kann es schrittweise gelingen, dass die Eltern sich von uns ernst genommen und akzeptiert fühlen.

Die Therapeutin hätte zum Beispiel in einem der ersten Gespräche zu Sophies oder Nicoles Mutter sagen können:

> »Ich kann mir vorstellen, dass Sie sich durch die Probleme Ihrer Tochter sehr belastet und erschöpft fühlen und sich wünschen, dass jetzt die Zustän-

digkeit an mich geht. Aber es könnte durchaus passieren, dass ich es nicht in Ihrem Sinn mache und Sie mir gegenüber misstrauisch würden. Deswegen ist es wichtig, dass wir gemeinsam nach Lösungswegen suchen, auch dann, wenn wir eine unterschiedliche Sicht haben sollten.«

Bei *getrennt lebenden Eltern* sollten in der diagnostischen Phase folgende Fragen hinsichtlich der Familienkonstellation geklärt und im Blick behalten werden:

Die Sorgerechtsfrage muss als Erstes geklärt werden. Stimmen beide Elternteile einer Behandlung zu? Kann die jugendliche Patientin schon allein über eine Therapieaufnahme entscheiden und welche bewussten und unbewussten Auswirkungen hätte dies auf die getrennten Elternteile? Welche Besuchsregelungen sind formaljuristisch festgelegt oder wird ein Wechselmodell praktiziert? Wie sieht die Familienkonstellation und -dynamik der jeweiligen Elternteile aus? Gibt es Stiefmütter bzw. Stiefväter, Geschwister, Halb- oder Stiefgeschwister? Sind die Unterhaltsverpflichtungen geklärt?

Ein geteiltes Sorgerecht und das Praktizieren des Wechselmodells bei einem chronischen Paarkonflikt stellen eine besondere Herausforderung dar und bedürfen einer gründlichen Planung der Elternarbeit (s. Kap. 11.2). In diesen Konflikten gelingt es Eltern dieser Elterngruppe kaum, eine Triade zwischen Vater, Mutter und Kind herzustellen bzw. aufrechtzuerhalten, vielmehr kommt es zum Zerfall in Dyaden mit einem ausgeschlossenen Dritten. Das kann aufseiten des Kindes zu Loyalitätskonflikten führen, aufseiten der Elternteile zum Versuch, das Kind für sich zu instrumentalisieren, auch als Waffe und Rache für ungelöste Paarkonflikte gegen den jeweils anderen Elternteil. Häufig hat die jugendliche Patientin vor dem Hintergrund solcher Zerwürfnisse zwischen den Eltern den Kontakt zu einem Elternteil verloren oder abgebrochen. Dann stellt sich die Frage, ob bzw. wie dieser Kontakt wiederhergestellt werden kann.

## 11.2 Planung der Arbeit mit Eltern bzw. mit Betreuerinnen

### 11.2.1 Planung der Arbeit mit den Eltern

Sowohl die Mitarbeit der Eltern in der Diagnosephase der Jugendlichen als auch auch die Inhalte und die Art und Weise ihrer Antworten auf unsere

Fragen lassen eine Einschätzung zu, ob es sich um ein hohes, mittleres oder niedriges elterliches Funktionsniveau handelt bzw. ob ein stark eingeschränktes Funktionsniveau als Kontraindikation einer Behandlung der Jugendlichen vorliegen könnte. Dies gilt vor allem bei ausgeprägtem antisozialem Verhalten der Eltern oder auch der Jugendlichen. Außerdem weisen uns die Mitteilungen der Eltern auf unsere Fragen sehr häufig auf Defizite bzw. Konflikte hin, die in der Elternarbeit zum Fokus werden können. Wir verschaffen uns daneben aber auch einen Eindruck von Ressourcen der Familie.

In den ersten diagnostischen Kontakten gewinnen wir zudem einen Eindruck von der Einstellung der Eltern gegenüber der Therapie der Jugendlichen und gegenüber der Elternarbeit: Ist ihre Haltung eher konstruktiv oder destruktiv und ist sie eher aktiv oder eher passiv? Damit können wir das Ausmaß der Veränderungsbereitschaft einschätzen. Mithilfe dieser Kriterien lässt sich eine Prognose der Elternmitarbeit erstellen, sodass ein mögliches Ziel formuliert und das Setting für die Elternarbeit entsprechend geplant werden kann. Wie bereits bei Kernberg et al. (2008, S. 679) beschrieben, wird schon durch die Anmeldung und den nachfolgenden Diagnoseprozess die Familiendynamik verändert. Je mehr es jeder Person und der Familie als Ganzes möglich ist, eine Veränderung des Status quo zu tolerieren, desto besser ist die Prognose. Auch Althoff (2017, S. 102) weist auf die Bedeutung der Entwicklungs- und Umstellungsbereitschaft der Eltern für die gemeinsame Elternarbeit hin.

Je nach Einschätzung dieser Parameter kann die Elternarbeit von wenigen Gesprächen zur Absicherung der Therapie der Jugendlichen bis hin zu einer regelmäßigen Verabredung von Elternstunden variieren, was dann auch die möglichen Ziele der Elternarbeit betrifft.

### *1. Beispiel für die Planung der Elternarbeit*

Bei der bereits erwähnten 14-jährigen Sophie wurde eine schwere Depression mit chronischer Suizidalität, Selbstverletzungen und starkem sozialen Rückzug mit einem Leistungsabfall in der Schule diagnostiziert. Die Gespräche mit der Mutter ergaben Folgendes: Die Eltern von Sophie hatten sich bald nach ihrer Geburt getrennt, die Mutter hatte seitdem keine neue Partnerschaft angestrebt. Der Vater hatte eine neue Familie gegründet. Weder er noch die Mutter bemühten sich darum, den Kontakt zwischen ihm und Sophie zu erhalten. Die Mutter war seither selbst depressiv und passiv und hatte bisher keine Therapie für sich gesucht. Sie machte Sophie zu ihrem Lebensmittelpunkt, die so Halt und Partnerersatz für sie wurde. Mit Sophies Geburt beendete sie ihre Arbeit als Erzieherin und erhielt Sozialunterstützung, die äußerst knapp für den gemeinsamen Lebensunterhalt war. Zu einigen früheren Kolleginnen hat sie privaten Kontakt gehalten. Sie und Sophie teilten in einer gemeinsamen Freizeitgestaltung die Begeisterung für einen Sänger. Als Teil einer Fangemeinde reisten sie zu seinen Konzerten, was fast jedes Wochenende ausfüllte.

Deutlich ist die Funktion von Sophie als Selbstobjekt für die Mutter und eine fehlende triadische Kompetenz wie auch Triangulierungsfähigkeit der Mutter. Sie ist bemüht, möchte aber eine »nur« gute Mutter sein. Die Überbetonung dieser behütenden mütterlichen Seite hält sie davon ab, ihrer Tochter Forderungen, Grenzen oder Zurückweisungen zuzumuten. Das weist auf eine ausgeprägte Spaltungsabwehr hin. In der unbewussten Identifikation mit ihrer Tochter, der sie nur Gutes tut, befriedigt sie auf diese Weise ihre eigenen oral-passiven Wünsche. *Ihr elterliches Funktionsniveau* ist vor diesem Hintergrund insgesamt als eher gering einzuschätzen.

Als mögliches *Ziel der Elternarbeit* wurde ein für Mutter und Tochter erträglicher Ablösungsprozess formuliert. Die Therapie könnte für die Mutter hinsichtlich der Autonomieentwicklung der Tochter zur Bedrohung werden, hingegen könnten Schuldgefühle bei Sophie anstehende Loslösungsschritte behindern. Autonomieschritte von Sophie könnten von der Mutter als Angriff erlebt werden.

Während der diagnostischen Phase nahm die Mutter alle Termine gewissenhaft wahr. Auf der bewussten Ebene war sie in Sorge um Sophie und an einer erfolgreichen Therapie für sie interessiert; auf der unbewussten Ebene fürchtete die Mutter eine Therapeutin, die die libidinöse Dyade zur Tochter zerstören und die Mutter einsam zurücklassen könnte. Dies hätte zu dem unbewussten Wunsch führen können, die Patientin-Therapeutin-Dyade zu kontrollieren oder zu (zer-)stören.

Die *Elternmitarbeit* wurde in diesem Fall noch als ausreichend konstruktiv, aber als sehr passiv und latent widerständig eingeschätzt, was eine eher geringe Veränderungsbereitschaft der Mutter nahelegte.

Sophie zeigte von Anfang an ein großes Interesse an der Therapie. Sie kam zuverlässig zu ihren Terminen, ihr war an einer Mitarbeit der Mutter gelegen, allerdings mochte sie keine gemeinsamen Gespräche mit der Mutter und der Therapeutin.

Die Therapeutin schlug für den Vertrag mit Sophie und für den Vertrag mit der Mutter hinsichtlich der Elternarbeit vor, dass die Mutter alle zwei Wochen einen eigenen Termin erhalten sollte, später aber auch gemeinsame Termine von Sophie und ihrer Mutter möglich werden sollten. Das implizierte, dass sowohl auf Sophies Seite als auch auf der Seite der Mutter an der Entwicklung von einer dyadischen hin zu einer triadischen Beziehungsstruktur gearbeitet werden sollte. Langfristig möchte die Therapeutin Sophies Mutter auch für eine eigene Therapie gewinnen.

*2. Beispiel für die Planung der Elternarbeit*

Der Vater meldete sich und seine Tochter Rüan zu einem ersten Gespräch an. Schon am Telefon machte er deutlich, dass die Schule auf eine Vorstellung seiner Tochter dränge. Die Therapeutin bat darum, dass das Elternpaar zusammen mit der 15-jährigen Tochter kommen solle. Im ersten Gespräch erfuhr die Therapeutin vom Vater, dass die Schule ihn darüber informiert habe, dass Rüan erhebliche Fehlzeiten habe, sie häufig den Unterricht vorzeitig wegen Kopfschmerzen verlasse, ohne eine Entschuldigung oder Krankschreibung vorzulegen, sodass ihre Leistungen insgesamt eingebrochen seien und jetzt wegen Schulversäumnis ein Schulverweis drohe. Rüan und die Mutter saßen schweigend daneben. Die Therapeutin wandte sich Rüan zu und wollte von ihr wissen, wie sie die Vorhaltungen der Schule sehe. Aufgebracht fiel der Vater ihr ins Wort: Die Schule sei ungerecht und voller Vorurteile seiner Tochter gegenüber. Seine Tochter sei ein braves Mädchen, fleißig und gewissenhaft.

In den weiteren Vorgesprächen wurde deutlich, dass Rüan das Bildungs- und Leistungsideal der Eltern stellvertretend für sie erfüllen sollte. Beide Eltern hatten kaum eine Schulbildung genossen. Sie waren beide als Jugendliche aus der Türkei gekommen und haben sich in Deutschland kennengelernt. Sie mussten in Deutschland für ihren eigenen Unterhalt und für die Unterstützung ihrer Familien in der Türkei hart arbeiten. Rüan und ihre zwei jüngeren Geschwister sollten es einmal besser haben. Der Vater verdiente den Lebensunterhalt, die Mutter arbeitete seit Rüans Geburt nicht mehr. Die sozialen Kontakte der Familie bewegten sich innerhalb der erweiterten Familie. Die Paarbeziehung der Eltern sowie das gesamte Familiensystem wirkten nach außen stabil, nach innen waren Kontrolle und Unterwerfung vorherrschend. Im Weiteren wurde deutlich, dass die Erziehungshaltung einerseits durch rigide Strenge und Manipulation, andererseits durch Weggucken und Laufenlassen geprägt war. Nach Auswertung aller Informationen der Eltern wurde das *Funktionsniveau der Eltern* als eher niedrig eingestuft.

In den nachfolgenden Gesprächen sahen die Eltern keine Notwendigkeit für eine Therapie ihrer Tochter, beide verharrten in Schuldzuweisungen gegenüber Lehrern und Schule und hielten daran fest, dass Rüan und sie nichts ändern müssten. An weiteren Terminen waren sie nicht interessiert, würden aber zustimmen, wenn Rüan Termine wahrnehmen wolle.

*Die Fähigkeit zur Elternmitarbeit* wurde von uns als passiv-destruktiv eingeschätzt. Die Einbeziehung der Eltern wurde als nicht förderlich eingestuft.

Es musste im zweiten Schritt geklärt werden, wie die Prognose einer TFP-Behandlung für Rüan ohne Elternarbeit, aber mit der Duldung seitens der Eltern einzuschätzen ist. Im Gespräch mit Rüan allein offenbarte sie, dass sie die Schule schwänze, um die Zeit bei ihrem neuen Freund zu verbringen, von dem die Eltern nichts wissen dürften. Die Therapeutin versuchte mit Rüan die Frage zu klären, ob sie auch die Therapie schwänzen würde, um mit dem Freund zusammen zu sein. Rüan verneinte vehement, gleichzeitig konnte sie einräumen, dass ihr die Zeit mit dem Freund wichtiger sei als die Schule. Tatsächlich blieb sie jedoch der nächsten probatorischen Sitzung fern, meldete sich dann aber nach mehreren Wochen erneut, nachdem der Freund sie verlassen hatte. Hinter dem aktuellen Leidensdruck konnte Rüan ihre schwierige Beziehung zu den Eltern als ein Anliegen an eine Therapie benennen.

### 11.2.2 Planung der Arbeit mit Betreuerinnen

Bei der Planung der Arbeit mit den Betreuerinnen machen wir uns auch ein Bild von der sozialtherapeutischen Einrichtung: Wir richten unsere Aufmerksamkeit auf die angewandte Erziehungshaltung der Einrichtung und den Konsens über Regeln und Ziele im Team. Auch die Art der Zusammenarbeit und der Kommunikationsaustausch innerhalb des Teams sowie zwischen Betreuerinnen und Betreuten sind von Interesse. Gleichermaßen schätzen wir die Erziehungskompetenz der zuständigen Bezugsbetreuerin für die gemeinsame Arbeit ein, wohl wissend, dass es häufige Wechsel der zuständigen Betreuerinnen gibt. Die gewonnene Kenntnis über die Einrichtung, die Leitung und das Team wie auch die Kenntnis der Psychodynamik der jugendlichen Patientin fließen in die Überlegung ein, ob die Arbeit mit der Betreuerin als aufsuchende Arbeit in der Einrichtung mit dem Team oder in einer Zweiersituation in der eigenen Praxis geplant wird. Eine besondere Herausforderung für das Team einer sozialtherapeutischen Einrichtung und der Bezugsbetreuerin stellt die Zusammenarbeit mit leiblichen Eltern dar. Zumeist finden Absprachen und Regelungen durch die Teamleitung statt. Die Therapeutin muss aber diese komplexe Dynamik in der Planung ihrer Arbeit mit dem Team oder der einzelnen Betreuerin sowie in der Arbeit mit den Eltern und der jugendlichen Patientin berücksichtigen.

## 11.3 Vertragsvereinbarungsphase: Absprachen mit Eltern bzw. Betreuerinnen

Die Vertragsvereinbarungsphase beinhaltet die Absprachen, die zwischen der jugendlichen Patientin und ihren Eltern geregelt werden müssen, um die Rahmenbedingungen für die Therapie der Jugendlichen zu gewährleisten. Dabei fallen sowohl der Jugendlichen als auch den Eltern Aufgaben und Verantwortlichkeiten zu.

Nachdem die Therapeutin eine prognostische Einschätzung der Elternmitarbeit wie oben beschrieben vorgenommen hat, entwirft sie einen Rahmen für die Elternarbeit. Dieser wird mit den Eltern besprochen und gemeinsam festgelegt. Vereinbart werden Termine, Häufigkeit der Sitzungen, Absagemodus und Bereitstellungshonorar. Es ist ratsam, mögliche Schwierigkeiten bei der Einhaltung der Termine vorwegzunehmen. Ähnlich wie die Jugendlichen stimmen auch Eltern den Vertragsvereinbarungen oft vorschnell und unreflektiert zu. Manchmal lehnen sie die Rahmenbedingungen jedoch auch voreilig ab, ohne dass die Hintergründe ausreichend geklärt werden konnten.

Schweigepflicht sowie Informationswege und -weitergabe müssen ausführlich besprochen werden. Bei der Vereinbarung zur Schweigepflicht muss bei dieser Elterngruppe mitunter von den sonst üblichen Informationswegen in der TFP-A abgewichen werden. Üblicherweise unterliegen alle Mitteilungen der jugendlichen Patientin in den Therapiestunden einer strikten Schweigepflicht, es sei denn, es besteht Selbst- oder Fremdgefährdung. Jede Kontaktaufnahme oder Information von Dritten, auch von Eltern oder Betreuerinnen, darf dagegen der jugendlichen Patientin mitgeteilt werden. Eine Ausnahme von dieser Regelung kann notwendig werden, wenn das Misstrauen dieser Eltern uns gegenüber vor dem Hintergrund ihrer geschwächten Elternposition oder wegen geringer triadischer

Kompetenz sehr hoch ist, sodass auch sie den Schutz der Schweigepflicht brauchen. Wenn eine Schweigepflicht verabredet wurde, muss in einer Situation, in der es therapeutisch geboten ist, sie zu brechen, eine Entbindung von der Schweigepflicht eingeholt werden.

Zu unserem Beispiel von Sophies Mutter: Sie war vorschnell bereit, allen Vereinbarungen zuzustimmen. Deutlich war ihre Angst, Sophie an die Therapeutin zu verlieren. Die Therapeutin sprach diese Angst im Vorfeld der Elternarbeit als mögliches Hindernis für die Zusammenarbeit an. Sie wies darauf hin, dass sich die Mutter-Tochter-Beziehung durch die Therapie verändern könnte, dass sie als Therapeutin aus Sicht der Mutter möglicherweise eine zu große Bedeutung für Sophie gewinnen könnte, dass diese aber in der Regel vorübergehend sei. Am Ende der Therapie ihrer Tochter und der Elternarbeit werde sie sich als Therapeutin mit der Hoffnung verabschieden, dass Mutter und Tochter eine neue, für beide stimmige Beziehung finden.

Während der Planung der Elternarbeit hat die Therapeutin eine Einschätzung entwickeln können, ob alle Elternstunden gemeinsam mit dem Elternpaar oder auch getrennte Gespräche mit den Elternteilen stattfinden sollten. Gerade wenn die Eltern getrennt leben, ist es wichtig zu überlegen, ob mehr Elternstunden beantragt werden müssen und wie diese eingeteilt werden. In ähnlicher Weise wird die Therapeutin gegebenenfalls die Absprachen mit Betreuerinnen und der Teamleitung planen. Das betrifft auch die Frage, ob eine aufsuchende Arbeit im Team angezeigt ist oder eher Vereinbarungen mit der Bezugsbetreuerin in der eigenen Praxis bevorzugt werden. Wichtig ist die Absprache mit den Elternteilen bzw. Betreuerinnen darüber, unter welchen Bedingungen gemeinsame Gespräche mit der Jugendlichen und ihnen verabredet werden.

Ebenso wie in der psychotherapeutischen Arbeit mit der Jugendlichen gibt es eine *Prioritätenliste* bei der gemeinsamen Arbeit mit den Eltern bzw. Elternteilen oder den Betreuerinnen. Es geht dabei um die Dringlichkeit von Themen in der jeweils aktuellen Stunde, die von den Eltern bzw. den Betreuerinnen zu Beginn der Stunde aktiv eingebracht werden sollten oder aber von der Therapeutin angesprochen werden müssen. Es gilt wie auch sonst in der TFP, dass die Vermeidung einer Gefährdung der beteiligten Personen durch suizidales oder anderes fremd- oder selbstgefährdendes Verhalten die höchste Priorität hat. Teil der vertraglichen Absprachen ist es auch, dass sowohl die Therapie der Jugendlichen als auch die begleitende Arbeit mit Eltern und Betreuerinnen sichergestellt werden müssen.

Die Sicherheit aller am therapeutischen Prozess der Jugendlichen direkt oder indirekt Beteiligten – der Jugendlichen selbst, der Therapeutin, der Eltern, des Betreuerinnenteams und anderer – muss zu jeder Zeit gewährleistet sein. Trotz des Versuches von klaren Absprachen über notwendige wechselseitige Informationen kann es im Kommunikationsfluss zwischen Elternteilen, Betreuerinnen, der jugendlicher Patientin und der Therapeutin zu Verwirrungen und Verwicklungen kommen. Gleichzeitig kann die Komplexität des Settings zu Verschleierung und Vermeidung im Sinne eines destruktiven Agierens genutzt werden. So passiert es immer wieder, dass die eigene Verantwortung für die Einhaltung von Absprachen nicht wahrgenommen und als Versäumnis anderer dargestellt wird. Beispielsweise rechtfertigte eine Patientin die versäumte Absage einer Therapiestunde damit, dass die Mutter hätte anrufen sollen, dies aber offensichtlich nicht getan habe. Die vereinbarte eigene Zuständigkeit der Patientin wurde dabei völlig ausgeblendet.

Aus diesem Grunde sollte ein Fehlen von Transparenz bzw. Unklarheiten über Absprachen und das Verschweigen von relevanten Informationen geklärt werden. Die einzelnen Beteiligten müssen dann mit den deutlich gewordenen Widersprüchen konfrontiert werden. Agieren gegen den Rahmen durch unangemessene Kontaktaufnahmen, Telefonanrufe oder E-Mails zwischen den Sitzungen muss angesprochen und bearbeitet werden ebenso wie Versäumnisse in der Terminplanung oder Fernbleiben. Anstehende Kontakte zu Behörden, Schule, Ärztinnen oder Kliniken und damit verbundene Entscheidungen für die Jugendliche sollen vorab mitgeteilt werden, damit genügend Zeit für gemeinsame Überlegungen bleibt.

Bei Absprachen mit den Betreuerinnen ist ein häufiger Wechsel der Personen, zum Beispiel durch Schichtdienst, zu berücksichtigen, weshalb die Zuständigkeiten und der Informationsfluss auch innerhalb des Betreuerinnenteams ausführlich geklärt werden müssen.

# 12 Der Verlauf der Arbeit mit Eltern bzw. Betreuerinnen während der Therapie der Jugendlichen

Novick und Novick (2009, S. 101ff.) wie auch Althoff (2017 S. 123ff.) beschreiben Phasen für die parallel zur Psychotherapie der jugendlichen Patientin verlaufenden Elternarbeit. Die Autorinnen lassen allerdings die Arbeit mit Betreuerinnen unerwähnt. So werden für die Anfangs- und mittlere Therapiephase spezielle Themen und mögliche Schwierigkeiten herausgearbeitet genauso wie für die Vorbereitungsphase der Therapiebeendigung und für die eigentliche Beendigung selbst. In der Arbeit mit Eltern mit einem geringen Funktionsniveau bzw. geringer Elternkompetenz sind allerdings aus unserer Erfahrung solche aufeinander aufbauenden Phasen selten erkennbar.

Da wir bei dieser speziellen Elterngruppe die von Novick und Novick (2009, S. 101ff.) wie auch von Althoff (2017 S. 123ff.) beschriebene Regelmäßigkeit von Phasen nicht finden, halten wir eine sorgfältige Planung der Elternarbeit (s. a. Kap. 11.2) für entscheidend, um so individuelle Rahmenbedingungen und Ziele setzen zu können. Sie bieten der Therapeutin eine Orientierung und können je nach Verlauf evaluiert und angepasst werden. Die Arbeit mit den jugendlichen BPO-Patientinnen und ihren psychisch belasteten Eltern erweitert sich fast regelhaft durch weitere Familienangehörige, zum Beispiel durch Stiefelternteile und -geschwister und häufig auch durch Großeltern.

Im sozialen Umfeld fordert das soziale Hilfesystem – zum Beispiel Sozialarbeiterinnen der Jugendhilfe, Klassenlehrerinnen und Schulleitung, zuständige Ärztinnen aus Kliniken oder ambulanten Praxen – zu einer komplexen Zusammenarbeit heraus. Bei einer Unterbringung übernehmen die Betreuerinnen eine zentrale Rolle. Eine besondere Herausforderung für die Therapeutin kann bei einer Fremdunterbringung der Jugendlichen die parallel verlaufende Elternarbeit und die Arbeit mit den Betreuerinnen darstellen. Aus unserer Sicht sollte auch bei einer Unterbringung der

Jugendlichen versucht werden, den Kontakt zu den Eltern zu halten oder wiederherzustellen. Wir haben die Erfahrung gemacht, dass ein schnelles Zerbrechen der zumeist labilen Bindungen drohen kann, wenn die Jugendliche nicht mehr in ihrem Familien- oder in ihrem ursprünglichen sozialen Bezugssystem eingebunden ist. Das trifft auch dann zu, wenn dieses spannungsreich und enttäuschend gewesen sein mag.

Als eine weitere Schwierigkeit muss die Neigung der Jugendlichen – und oft auch ihrer Eltern – zum Agieren eingeschätzt werden. Das erschwert oft ein kontinuierliches Arbeiten, da Notfall- und Krisensituationen vor allem zu Beginn der gemeinsamen Arbeit häufig auftreten. Hinzu kommt die Angst vor bzw. Abwehr gegenüber Veränderungen; dabei geht es um die Veränderung von »unbewussten pathogenen Überzeugungen« wie es Althoff (2017, S. 139) bezeichnet hat.

Häufig verlaufen der Therapieprozess der Jugendlichen und die Arbeit mit den Eltern in Hinblick auf Veränderungsschritte nicht im gleichen Entwicklungstempo, sodass gegenseitige Enttäuschungen und Spannungen zunehmen können. Diese diskrepante Entwicklung kann zu einem Rückzug der einen oder anderen Seite bis hin zu einem Abbruch führen, zumeist verknüpft mit einer Schuldzuschreibung an eine vermeintlich unzulängliche Therapeutin.

Bei Eltern mit einer sehr eingeschränkten Erziehungskompetenz kommt oft keine regelmäßige Zusammenarbeit zustande. Das wiederum hat häufig zur Folge, dass an den Vertragsvereinbarungen vonseiten der Jugendlichen gerüttelt wird und frühe Abbrüche häufiger auftreten als bei erwachsenen Patientinnen. Diese Einschätzung wird durch die wenigen Dropout-Untersuchungen belegt, auf die Blanz (2011, S. 237) sowie Desrosiers et al. (2015, S. 179) hinweisen. Letztere erwähnen die Arbeiten von Chanen, Jovev und Jackson (2007) und Schuppert et al. (2009), nach denen 40 Prozent der Jugendlichen mit einer Borderline-Persönlichkeitsstörung die Behandlung vorzeitig abbrechen. Wie in Kapitel 6.2 bereits erwähnt, stellen Seiffge-Krenke & Cinkaya (2017, S. 44) die Bedeutung der Anfangsphase als »erzieherische Phase« heraus.

Einerseits kann einem Therapieabbruch vorgebeugt werden durch eine ausführliche Planung der Elternarbeit, andererseits durch das frühe Ansprechen möglicher Schwierigkeiten in der Zusammenarbeit. Trotz dieser Bemühungen bleibt manchmal ein Therapieabbruch durch die Jugendliche oder ein Rückzug der Eltern aus der gemeinsamen Arbeit nicht aus.

Vor dem Hintergrund dieses oft brüchigen Kontaktes ist es in der Anfangsphase der Therapie enorm wichtig, ein Arbeitsbündnis für die bevorstehende gemeinsame Arbeit zu entwickeln. Das ist vor allem dann chancenreich, wenn es gelingt, den Eltern ihre Angst versagt zu haben bzw. ihre Angst vor Schuldzuweisung zu nehmen. Häufig ist schon die triadische Konstellation der Gespräche eine Herausforderung.

Bei den Gesprächen mit Eltern oder Betreuerinnen steht im Vordergrund, dass wir empathisch unser Interesse an ihren Sorgen, Belastungen und ihrem Ärger vermitteln können. Wir bieten uns als Modell an, über das, was sie berichten, nachzudenken und zu überlegen, welche inneren Konflikte, welche Gefühle im Spiel sein könnten, wenn äußere Schwierigkeiten beschrieben werden. In dem Sinne leisten wir gewissermaßen Übersetzungsarbeit.

Jede Erweiterung der Gesprächssituation muss gut vorbereitet werden – sei es, dass die Jugendliche zum Gespräch der Therapeutin mit ihren Eltern oder zum Gespräch der Therapeutin mit ihrer Betreuerin hinzugezogen wird. Häufig sind Widerstände vonseiten der Jugendlichen gegen solche gemeinsamen Gespräche zu beobachten; diese Widerstände müssen ausführlich in den therapeutischen Sitzungen mit der Jugendlichen analysiert werden. Sinnvollerweise sollte zuvor ein Gesprächsfokus festgelegt werden.

Im weiteren Prozess der Arbeit mit den Elternteilen bzw. der Betreuerin ist es sehr wichtig, bereits kleinste Anzeichen aversiver Reaktionen wahrzunehmen und anzusprechen. Folgende aversive Reaktionen sind häufiger zu beobachten: Ermüdung, Unzufriedenheit über die Dauer der Arbeit, Klagen über fehlende Fortschritte bzw. über eine Verschlimmerung der Symptomatik der jugendlichen Patientin. Das löst häufig negative Gegenübertragungsgefühle aus, die dann Gefahr laufen als Gegenübertragungsagieren den Therapieverlauf zu belasten.

Wenn es der Therapeutin an dieser Stelle gelingt, diese aversiven Reaktionen der Eltern oder der Betreuerin als wichtige Beobachtung aufzugreifen und als Beitrag zum Therapiefortgang umzuformulieren, kann dies zu einem Fortschritt bei der Integration negativer Affekte führen.

Gerade im fortgeschrittenen Prozess bis hin zur Beendigung können Enttäuschungen darüber, dass sich zu wenig verändert hat, zu einem vorzeitigen Abbruch führen, wenn solche Signale nicht aufgegriffen werden. Im Hintergrund solcher Signale können Ängste vor Beendigung der Therapie und Verlassenheitsgefühle wie auch Enttäuschung und Wut stehen.

Wichtig ist, am Ende genügend Zeit für eine Bilanzierung des Prozesses einzuräumen, das Erreichte nicht von überhöhten Erwartungen zerstören zu lassen, das Nicht-Erreichte anzuerkennen und über andere Möglichkeiten zur Weiterentwicklung nachzudenken. Anstehende Entwicklungsaufgaben der jugendlichen Patientin und die Notwendigkeit, bisher Erreichtes auf neue Situationen zu transferieren, sollten besprochen werden. Für die Therapie der Jugendlichen ist es ausgesprochen hilfreich, wenn es gelingt, mit den Elternteilen deren eigene konflikthafte Muster herauszuarbeiten, um potenzielle Konflikte zu antizipieren und so nach neuen Lösungen suchen zu können.

Anstelle der Beschreibung von Entwicklungsphasen in der Elternarbeit bzw. der Arbeit mit Betreuerinnen werden im Anhang alle Fallbeispiele, die zur Illustration im Gesamttext verwandt wurden, ausführlich dargestellt, teilweise mit relevanten Aspekten der Vorgeschichte der Eltern(-teile) oder des Elternpaares soweit diese eruierbar war. Ebenfalls werden die Verläufe der Arbeit mit Betreuerinnen beschrieben, entweder die Arbeit mit der einzelnen Bezugsbetreuerin oder die Arbeit im Team mit der Gruppendynamik, die durch BPO-Jugendliche ausgelöst werden kann.

# Literatur


Abelin, E. (1971). The Role of the Father in the Separation-Individuation Process. In J.B. McDevitt & C.F. Settlage (Hrsg.), *Separation-Individuation* (S. 229–252). New York: International Universities Press.

Abelin, E., (1986). Die Theorie der frühkindlichen Triangulation. In J. Stork (Hrsg.), *Das Vaterbild in Kontinuität und Wandel* (S. 45–72). Stuttgart: frommann-holzboog.

Ahlheim, R. (2007). Die begleitende tiefenpsychologisch fundierte Psychotherapie der Bezugspersonen. In H. Hopf & E. Windaus (Hrsg.), *Psychoanalytische und tiefenpsychologisch fundierte Kinder- und Jugendlichenpsychotherapie. Lehrbuch der Psychotherapie Band 5* (S. 253–269). München: CIP-Medien.

Althoff, M.L. (2017). *Die begleitende Psychotherapie der Bezugspersonen*. Stuttgart: Kohlhammer.

Auchter, T. & Strauss, L.V. (1999). *Kleines Wörterbuch der Psychoanalyse.* Stuttgart: Vandenhoeck & Ruprecht.

Bauriedl, T. (1998). Die Triangularität menschlicher Beziehungen. In D. Bürgin (Hrsg.), *Der Übergang zur Elternschaft* (S. 123–140). Stuttgart: Schattauer.

Benzi, I.M.A., Preti, E., Di Pierro, R., Clarkin, J.F. & Madeddu, F. (2019). Maladaptive personality traits and psychological distress in adolescence. The moderating role of personality functioning. *Personality and Individual Differences, 140*(4), 33–40.

Bion, W.R. (1962). *Learning from Experience.* London: Heinemann. [Dt. 1990: *Lernen durch Erfahrung.* Berlin: Suhrkamp].

Blanz, B. (2011). Störung des Sozialverhaltens und Jugendlichendelinquenz. In G. Esser, (Hrsg.), *Lehrbuch der Klinischen Psychologie und Psychotherapiebei Kindern und Jugendlichen* (S. 227–239). 4. Aufl. Stuttgart: Thieme.

Brocher T. (1991). Die Elternschule. In G. Biermann (Hrsg.), *Handbuch der Kinderpsychotherapie* (S. 294–303). Fankfurt/M.: Fischer.

Buchholz, M.B. (1990). Die Rotation der Triade. *Forum der Psychoanalyse, 6*(2), 116–134.

Bürgin, D. (1998). *Triangulierung. Der Übergang zur Elternschaft.* Stuttgart: Schattauer.

Chanen, A.M., Jovev, M. & Jackson, H.J. (2007). Adaptive functioning and psychiatric symptoms in adolescents with borderline personality disorder. *Journal of Clinical Psychiatry, 68*(2), 297–306. DOI: 10.4088/JCP.v68n0217

Chethik, M. (1989). *Techiques of Child Therapy – Psychodynamic Strategies.* New York: Guilford.

Clarkin, J.F., Levy, K.N., Lenzenweger, M.F. & Kernberg, O.F. (2007). Evaluating three treatments for borderline personality disorder. A multiwave study. *American Journal of Psychiatry, 164*(6), 922–928.

Desrosiers, L., Saint-Jean, M. & Breton, J.J. (2015). Treatment planning. A key milestone to prevent treatment dropout in adolescents with borderline personality disorder. *Psychology and Psychotherapy, 88*(2), 178–196. DOI: 10.1111/papt.12033

Dieckmann, M., Dahm, A. & Nehrer, M. (2018). *Faber/Haarstrick. Kommentar Psychotherapierichtlinien*. 11. Aufl. München: Elsevier.

Diepold, B. (1994). *Borderline-Kinder. Zwischenergebnisse einer empirischen Untersuchung* [Kurzfassung der Dissertation]. http://www.diepold.de/barbara/diss/preisarb.pdf (17.07.2019).

Doering, S., Hörz, S., Rentrop, M., Fischer-Kern, M., Schuster, P., Benecke, C., Buchheim, A., Martius, P. & Buchheim, P. (2010). Transference-focused psychotherapy v. treatment by community psychotherapists for borderline personality disorder: randomised controlled trial. *British Journal of Psychiatry, 196*(5), 389–395.

Ermann, M. (1985). Die Fixierung in der frühen Triangulierung. *Forum der Psychoanalyse, 1*(2), 93–110.

Fischer-Kern, M., Doering, S., Taubner, S., Hörz, S., Zimmermann, J., Rentrop, M., Schuster, P., Buchheim, P. & Buchheim, A. (2015). Transference-focused psychotherapy for borderline personality disorder. Change in reflective function. *British Journal of Psychiatry, 207*(2), 173–174.

Fonagy, P. (1998), Die Bedeutung der Dyade und Triade für das wachsende Verständnis seelischer Zustände. Klinische Evidenz aus der psychoanalytischen Behandlung von Borderline-Persönlichkeitsstörungen. In D. Bürgin (Hrsg.), *Der Übergang zur Elternschaft* (S. 141–161). Stuttgart: Schattauer.

Fonagy, P. & Target, M. (2006). *Psychoanalyse und die Psychopathologie der Entwicklung.* Stuttgart. Klett-Cotta.

Freud, S. (1933a). *Neue Folge der Vorlesungen zur Einführung in die Psychoanalyse. GW XV.* Frankfurt/M.: Fischer.

Gerhardt, B. (2017). Empirische Befunde zur Interaktion von Borderline-Müttern und ihren Kindern und mögliche Entwicklungsrisiken – Literaturarbeit. Masterarbeit an der International Psychoanalytic University Berlin.

Golse, B. (1998). Frühe Triangulierungen und ödipale Vorläufer. Eins, Zwei, drei? In D. Bürgin (Hrsg.), *Der Übergang zur Elternschaft* (S. 80–95). Stuttgart: Schattauer.

Grieser, J. (2015). *Triangulierung*. Gießen: Psychosozial-Verlag.

Grieser, J. (2018). *Elternarbeit in der Psychotherapie von Kindern und Jugendlichen.* Göttingen: Vandenhoeck & Ruprecht.

Heidrich, M. & Aschermann, E. (2019). Von Erziehungsstilen zu Erziehungskompetenzen. *Report Psychologie, 44*(6), 14–20.

Herzog, J.M. (1998). Frühe Interaktionen und Repräsentanzen. Die Rolle des Vaters in frühen und späten Triaden; der Vater als Förderer der Entwicklung von der Diade zur Triade. In D. Bürgin (Hrsg.), *Der Übergang zur Elternschaft* (S. 162–178). Stuttgart: Schattauer.

Hirsch, M. (1988). Pseudo-ödipale Dreiecksbeziehungen – Frühe Triangulierung der Borderline-Persönlichkeit. *Forum der Psychoanalyse, 4*(2), 139–152.

Horn, H. (2003). Zur Einbeziehung der Eltern in die analytische Kinderpsychotherapie. *Praxis der Kinderpsychiatrie und Kinderpsychotherapie, 52*(10), 766–776.

Isaksson, A.L. (2009). »Im dritten und vierten Glied …« Gedanken über Elternkontakte in der Psychoanalyse mit Kindern und Jugendlichen. *Analytische Kinder- und Jugendlichen-Psychotherapie, 40*(143), 331–344.

Kahl-Popp, J. (2009). Die therapeutische Wirkung der Elternbehandlung. *Analytische Kinder- und Jugendlichen-Psychotherapie, 40*(143), 301–329.

Kehr, G. & Köpp, W. (2018). Übertragungsfokussierte Psychotherapie für Jugendliche (TFP-A) mit Persönlichkeitsstörungen. *Kinderanalyse, 26*(1), 37–85.

Kernberg, P.F. (1983). Borderline conditions. Childhood and adolescent aspects. In K. Robson (Hrsg.). *The borderline child* (S. 223–234). New York: McGraw-Hill.

Kernberg, O.F. (1999). Plädoyer für eine Drei-Personen-Psychologie. *Psyche – Zeitschrift für Psychoanalyse und ihre Anwendungen, 53*(9/10), 878–893.

Kernberg, O.F., Krischer, M.K. & Foelsch, P.A. (2008). Übertragungsfokussierte Psychotherapie für Jugendliche. Der vorläufige Stand. *Praxis der Kinderpsychologie und Kinderpsychiatrie, 57*(8/9), 661–692.

Klitzing, K.v. (1998). »Wenn aus zwei drei werden …« Ergebnisse einer prospektiven Studie zur Entstehung der Eltern-Kind-Beziehung. In D. Bürgin (Hrsg.), *Der Übergang zur Elternschaft* (S. 104–115). Stuttgart: Schattauer.

Klitzing, K.v. (2002). Frühe Entwicklung im Längsschnitt. Von der Beziehungswelt der Eltern zur Vorstellungswelt des Kindes. *Psyche – Zeitschrift für Psychoanalyse und ihre Anwendungen, 56*(9/10), 863–887.

Klitzing, K.v. (2005). Rivalen oder Bündnispartner? Die Rolle der Eltern bei der analytischen Arbeit mit Kindern – Eine Einführung in das Themenheft. *Kinderanalyse, 13*(2), 113–122.

Klitzing, K.v. (2018). Borderline. *Kinderanalyse, 26*(1), 1–13.

Klitzing, K.v. & Stadelmann, S. (2011). Das Kind in der triadischen Beziehungswelt. *Psyche – Zeitschrift für Psychoanalyse und ihre Anwendungen, 65*(9/10), 953–972.

Kreft, I. (2015). Techniken der Übertragungsfokussierten Therapie bei Kindern. Ein Fallbeispiel. *Persönlichkeitsstörungen – Theorie und Therapie, 19*(1), 14–22.

Kreft, I. & Drust, M. (2020). *Die Behandlung von Borderline-Kindern.* Göttingen: Vandenhoeck & Ruprecht.

Kreft, I., Köpp, W. & Kernberg, O.F. (2014). »Der Schwache bist du.« Spiele von Borderline-Kindern als Umgang mit dem Unerträglichen. *Kinderanalyse, 22*(1), 1–25.

Krischer, M. & Normandin, L. (2015). Tagesklinische Behandlung von adoleszenten Borderlinepatienten mit Techniken der übertragunsfokussierten Psychotherapie für Jugendliche. *Persönlichkeitsstörungen – Theorie und Therapie, 19*(1), 2–13.

Krischer, M., Ponton-Rodriguez, T., Gooran, G.R. & Bender, S. (2017). Übertragungsfokussierte Psychotherapie für Borderline-Jugendliche in einem tagesklinischen Behandlungsprogramm. *Praxis der Kinderpsychologie und Kinderpsychiatrie, 66*(6), 445–463.

Lacan, J. (1981). *Das Seminar. Buch III. Die Psychosen.* Weinheim/Berlin (1997). Quadriga.

Lang, H. (2011). *Die strukturale Triade und die Entstehung früher Störungen.* Stuttgart: Klett-Cotta.

Lazar, R.A. (1988). Vorläufer der Triangulierung. Die ersten dreidimensionalen Teilobjektbeziehungen des Säuglings. *Forum der Psychoanalyse, 4*(1), 28–39.

Levy, K.N., Meehan, K.B., Kelly K.M., Reynoso, J.S., Weber, M., Clarkin, J.F. & Kernberg, O.F. (2006). Change in attachment patterns and reflective function in a randomized control trial of transference-focused psychotherapy for borderline personality disorder. *Journal of Consulting and Clinical Psychology, 74*(6), 1027–1040. DOI: 10.1037/0022-006X.74.6.1027

Lohmer, M. (2013). *Borderline-Therapie.* 3. Aufl. Stuttgart: Schattauer.

Ludwig-Körner, C. (2016a). *Frühe Elternschaft heute. Psychoanalytische Familientherapie, 17*(2), 5–23.

Ludwig-Körner, C. (2016b). *Eltern-Säuglings-Kleinkind-Psychotherapie.* Göttingen: Vandenhock & Ruprecht.

Müller, L. E., Bertsch, K., Bülau, K., Herpertz, S. C. & Buchheim, A. (2019). Emotional neglect in childhood shapes social dysfunctioning in adults by influencing the oxytocin and the attachment system. Results from a population-based study. *International Journal of Psychophysiology, 136*(2), 73–80. DOI: 10.1016/j.ijpsycho.2018.05.011

Nemitz, R. (2014). Der Name des Vaters. https://lacan-entziffern.de/vater/der-symbolische-vater-der-name-des-vaters/ (12.10.2019).

Novick, J. & Novick, K. (2009). *Elternarbeit in der Kinderanalyse.* Frankfurt/M.: Brandes & Apsel.

Pine, F. (1988). The four psychologies of psychoanalysis and their clinical place. *Journal of the American Psychoanalytic Association, 36*(3), 571–596.

Ponton-Rodriguez, T., Rostami, G., Walter, D., Bender, S. & Krischer, M. (2018). Identitätsdiffusion im Jugendalter. *Praxis der Kinderpsychologie und Kinderpsychiatrie, 67*(7), 657–673.

Rauchfleisch, U. (2019). *Diagnose Borderline – Diagnostik und therapeutische Praxis.* Stuttgart: Kohlhammer.

Rotmann, M. (1978). Über die Bedeutung des Vaters in der »Wiederannäherungsphase«. *Psyche – Zeitschrift für Psychoanalyse und ihre Anwendungen, 32*(12), 1105–1147.

Salge, H. (2019) Die Idealisierung der Unschuld. *Forum der Psychoanalyse, 35*(1), 19–35.

Scheithauer, H. (2019). Förderung emotionaler Kompetenzen am Beispiel des Programms »Papilio-3 bis 6«. *Report Psychologie, 44*(6), 10–12.

Scheler, M. (1966) [1928]. *Die Stellung des Menschen im Kosmos.* Bern: Francke.

Schepker, R., Fegert, J. M. & Freyberg, H. J., (2014). Aufbruch zu einer patientenorientierten Psychotherapie des 21. Jahrhunderts. *Psychotherapeut, 59*(5), 353–355.

Schneewind, K. A. (2010). *Familienpsychologie.* 3. erw. Aufl, Stuttgart: Kohlhammer.

Schuppert, H. M., Giesen-Bloo, J., van Gemert, T. G., Wiersema, H. M., Minderaa, R. B., Emmelkamp, P. M., & Nauta, M. H. (2009). Effectiveness of an emotion regulation group training for adolescents – a randomized controlled pilot study. *Clinical Psychology and Psychotherapy, 16*(6), 467–478. DOI: 10.1002/cpp.637

Seiffge-Krenke & I., Cinkaya, F. (2017). *Behandlungsabbrüche. Therapeutische Konsequenzen einer Metaanalyse.* Göttingen: Vandenhoek & Ruprecht.

Sevecke K., Franke, S., Kosson, D. & Krischer, M. (2016). Emotional dysregulation and trauma predicting psychopathy dimensions in female and male juvenile offenders. *Child and Adolescent Psychiatry and Mental Health.* DOI.10.1186/s13034-016-0130-7

Sevecke, K., Lehmkuhl G. & Krischer, M. K. (2011). Epidemiologische Daten zu Persönlichkeitsdimensionen der Psychopathie bei Jungen und Mädchen. Ergebnisse aus der Kölner GAP-Studie. *Zeitschrift für Kinder- und Jugendpsychiatrie und Psychotherapie, 39*(1), 9–20.

Statistisches Bundesamt (2018). Statistiken der Kinder- und Jugendhilfe.Wiesbaden. Destatis. https://www.destatis.de/SiteGlobals/Forms/Suche/Servicesuche_Formular.html?nn=2110&resourceId=2414&input_=2110&pageLocale=de&templateQueryString=heimerziehung&submit.x=0&submit.y=0 (13.03.2019).

Stoffers, J. M., Völlm, B. A., Rücker, G., Timmer, A. & Huband, N. (2012). Psychological therapies for people with borderline personality disorder. *Cochrane Database of Systematic Reviews, 8.* DOI: 10.1002/14651858.CD005652.pub2

Wiegand-Grefe, S. (2017). *Psychodynamische Interventionen in Familien mit chronischer Krankheit.* Göttingen: Vandenhoeck & Ruprecht.

Windaus, E. (1999). Psychoanalytische Elternarbeit und szenisches Verstehen. *Analytische Kinder- und Jugendlichenpsychotherapie, 30*(3), 307–338.

Winnicott, D.W. (1953). Transitional Objects and Transitional Phenomena – A Study of the First Not-Me Possession. *International Journal of Psycho-Analysis, 34,* 89–97.

Yeomans, F.E., Clarkin & J.F Kernberg, O.F. (2017). *Übertragungsfokussierte Psychotherapie für Borderline-Patienten – Das Praxismanual.* 2. Aufl. Stuttgart: Schattauer.

Zalewski, M., Stepp, S., Whalen, D. & Scott, L. (2015). A Qualitative Assessment of the Parenting Challenges and Treatment Needs of Mothers With Borderline Personality Disorder. *Journal of Psychotherapy Integration, 25*(2), 71–89.

# Anhang: Fallgeschichten

Die Fallbeispiele der Arbeit mit den Eltern bzw. Betreuerinnen werden hier in der Abfolge aufgeführt, wie sie im Gesamttext erstmals auftauchen. Die Textstellen aus dem Gesamttext werden nochmals aufgeführt, soweit sie zur Darstellung des Gesamtverlaufs beitragen. Sie sind mit der entsprechenden Kapitelnummer gekennzeichnet. Die Verläufe der Elternarbeit werden durch relevante Informationen aus der Genese der Eltern bzw. der Paardynamik ergänzt, soweit diese das Verstehen der Psychodynamik der Elternarbeit vertiefen bzw. die TFP-Interventionstechniken verdeutlichen können. Auch in der Arbeit mit Betreuerinnen wird die Anwendung der TFP-Interventionstechniken beschrieben wie auch die Gruppendynamik, die durch das Spaltungsagieren der Jugendlichen in Teams wirksam werden kann.

Es soll an dieser Stelle nicht unerwähnt bleiben, dass es viele TFP-A-Behandlungen von BPO-Jugendlichen gibt, bei denen eine Elternarbeit nur kurz oder gar nicht zustande kommt.

## Die Arbeit mit den Pflegeltern von Monika

### *Anlass des Kommens (s. a. Text zu Therapie als Auflage in Kap. 6)*

Die 14-jährige Monika kam direkt nach einem Klinikaufenthalt wegen eines Suizidversuchs während einer schweren depressiven Episode und seit zwei Jahren chronischen selbstverletzenden Verhaltens und wiederholten Drogenkonsums in eine therapeutische Wohngemeinschaft (WG). Die bisherige Pflegemutter hatte sich von der Symptomatik und Problematik Monikas in den letzten zwei Jahren überfordert gefühlt, sodass sie Monika nicht mehr aufnehmen wollte. Die Leiterin und das Team der therapeutischen WG stimmten der Aufnahme von Monika nur unter der Bedingung zu, dass sie eine Therapie beginnen würde. Monika machte gegenüber der Einrichtung deutlich, dass sie keine Therapie möchte, und vertrat dies auch im ersten Gespräch vehement gegenüber der Therapeutin. Um den Rahmen für die diagnostische Phase zu sichern, wurde Monika zu ihren Terminen begleitet, danach sollte sie allein in die WG zurückkehren. In den Stunden gab Monika deutlich zu verstehen, dass sie die Therapeutin als machtvolle Handlangerin dieser »Zwangsmaßnahme« sieht, der sie sich ohnmächtig unterwerfen muss. Monika zog sich in passiv-trotziges Schweigen zurück, die Therapeutin fühlte sich hilflos.

### *Vorgeschichte von Monika und den Pflegeeltern*

In den ersten Gesprächen erfuhr die Therapeutin Folgendes: Die Pflegemutter hatte Monika auf Anfragen des Jugendamts mit knapp vier Jahren in ihre Kurzzeitpflegestelle aufgenommen. Sie hatte sich zur Pflegemutter umschulen lassen und sicherte so das Familieneinkommen ab, da ihr Mann als Hilfskraft auf Messen immer wieder längere Zeit von Arbeitslosigkeit betroffen war.

Monikas leibliche Mutter war mit ihrer knapp einjährigen Tochter aus dem europäischen Ausland gekommen, hatte zunächst in einer Flüchtlingsunterkunft und später auf der Straße gelebt. Sie war drogenabhängig, sodass sie Monika nicht mehr versorgen konnte.

Die Pflegemutter fühlte sich von Anfang an von der Unruhe Monikas angestrengt, während der Pflegevater eine zugewandte, »lockere« Beziehung zu Monika aufbauen konnte. Allerdings arbeitete er zumeist auswärts und erlebte Monika nur in Zeiten ohne Arbeitsverpflichtungen. Zwischen dem Elternpaar entwickelte sich wegen ihrer unterschiedlichen Erziehungshaltungen eine zunehmende Spannung. Während die Pflegemutter sich eher fordernd bis rigide gegenüber Monika verhielt, war der Pflegevater nachgiebig und geduldig, was sich allerdings nur auf Monika bezog und nie auf die anderen Pflegekinder. Dennoch entschloss sich das Paar, für Monika einen Antrag auf Langzeitpflege zu stellen. So erlebte Monika immer wieder, dass sie bei den Pflegeeltern blieb, während die drei bis fünf wechselnden Kinder der Kurzzeitpflege immer wieder aus ihrem Leben verschwanden.

### *Weiterer Verlauf der Elternarbeit mit den Pflegeeltern*

Während der diagnostischen Phase nahm die Pflegemutter an nur zwei Gesprächen teil, bevor sie eine sechswöchige Reha-Maßnahme antrat. Es wurde verabredet, mit dem Beginn der Elterngespräche bis nach ihrer Rückkehr zu warten. Zu den ersten beiden Elternterminen erschien der Pflegevater allein und entschuldigte seine erneut erkrankte Frau. Die Therapeutin entschloss sich, nach Klärung des veränderten Rahmens die Stunden mit dem Pflegevater allein durchzuführen, um danach zwei Stunden mit der Pflegemutter zu verabreden.

Nach den getrennten Sitzungen ergab sich für die Therapeutin folgendes Bild: Mit Beginn der Pubertät nahmen die Auseinandersetzungen zwischen Monika und der Pflegemutter zu, die in ihrer Hilflosigkeit gegenüber der passiven Verweigerung und dem zunehmenden Ritzen von Monika wiederholt mit der Kündigung der Pflegschaft drohte. Die Spaltungsabwehr von Monika, ausgestoßen zu werden, führte zu einer massiven Paarkrise, in der der Pflegvater der gute Elternteil war und sich mit Monika gegen die »böse« Mutter zusammenschloss.

Die Therapeutin entwarf daraufhin folgende psychodynamische Annahme: Einerseits bekämpfte die Pflegemutter in Monika einen negativen Selbstanteil, indem sie ihren Hass auf ihre eigene sie vernachlässigende Mutter auf Monika projizierte und sich als Opfer dieses Hasses erlebte; gleichzeitig wehrte sie jenen Teil von sich selbst per Spaltung ab, der Monika ausstoßen wollte, so wie sie selbst ausgestoßen wurde. Der Pflegevater hingegen, der mit einer alkoholkranken alleinerziehenden Mutter aufgewachsen war, hatte sich mit einem idealen Sehnsuchtsvaterbild identifiziert und fühlte sich durch Monikas Idealisierung in seiner Vaterrolle bestätigt und narzisstisch aufgewertet. Gleichzeitig projizierte er im Zusammenschluss mit Monika gegen die »böse« Mutter seinen eigenen Mutterhass auf seine Frau.

Erste Priorität der Elternarbeit war, die Pflegemutter für eine stabile Mitarbeit zu gewinnen. Wegen des anhaltenden Paarkonflikts wurde entgegen der ursprünglichen Planung von gemeinsamen Elternstunden abgesehen und die getrennten Gespräche wurden fortgeführt. Beide Elternteile wollten dieses Setting im weiteren Verlauf beibehalten. Zusätzlich wurde den Pflegeeltern Monikas eine Paartherapie empfohlen.

In den Gesprächen mit Monikas Pflegemutter fokussierte sich die Thematik sehr schnell auf ihr negatives Mutterintrojekt, auf ihre tiefe Überzeugung, nur eine schlechte Mutter sein zu können, was sie mit ihren Bemühungen, Kinder »schlechter Eltern« in ihrer Pflegestelle zu retten, abwehrte. Die Pflegemutter zeigte sich sehr offen, an dieser Spaltungsabwehr, wie sie gegenüber Monika zum Tragen kam, zu arbeiten. In diesem Zusammenhang konnte sie in späteren Stunden auch ihren unerfüllten Kinderwunsch benennen und sich eingestehen, dass Monika als Beweis dienen sollte, dass sie doch eine gute Mutter sein könne. Auch ihre Leugnung der Existenz einer leiblichen Mutter von Monika konnte sie im Verlauf der Gespräche thematisieren, was bis dahin dazu geführt hatte, dass dieses Familiengeheimnis zum Tabu wurde, sodass Monikas Fragen diesbezüglich ignoriert wurden.

Die Arbeit mit dem Pflegevater gestaltete sich hingegen immer schwieriger, was sich zunächst durch Absagen oder Vergessen der Termine zeigte. Ein wichtiger Faktor hierfür war, dass Monika in ihrem eigenen Prozess sehr schnell ihre Spaltungsabwehr in einen guten und einen schlechten Elternteil zu bearbeiten begann. Dadurch verminderte sich die Aufmerksamkeit gegenüber ihrem Pflegevater, der sich zunehmend gekränkt zurückzog. Je mehr die negativen Mutteranteile in der Übertragung auf die Therapeutin auftauchten, desto mehr wurde die Beziehung von Monika zur realen Pflegemutter wie auch die Beziehung zu ihrer Betreuerin entlastet. Der Rückzug des Pflegevaters löste bei Monika Verlustängste aus, sodass sie sich in der aktiven Rolle von ihm abwandte, um nicht selbst die Verlassene zu sein.

An dieser Stelle unterbrach der Pflegevater die Elternarbeit zunächst mit der Begründung, auswärtig arbeiten zu müssen. In einem späteren Gespräch äußerte er schwere Vorwürfe gegenüber der Therapeutin, sie habe Monika gegen ihn aufgehetzt; gleichzeitig kündigte er damit seine Mitarbeit auf. Diese Projektion eines negativen Selbstanteils des Pflegevaters auf die Therapeutin konnte nun nicht mehr bearbeitet werden. Dennoch konnte der Pflegvater den sich verbessernden Kontakt zwischen Monika und der Pflegemutter tolerieren, ohne ihn zerstören zu müssen.

Ein wichtiger Schritt in der Arbeit mit der Pflegemutter war, dass sie mithilfe der Therapeutin aushalten konnte, dass sich Monika auf die Suche nach ihrer leiblichen Mutter machte. Nach diesem Schritt gelang es, mit der Pflegemutter ihre Verlustangst zu besprechen, sodass die Therapeutin bzw. die Betreuerin oder jetzt auch die leibliche Mutter an Bedeutung gewannen. Die Suche nach der leiblichen Mutter blieb erfolglos, der leibliche Vater galt als »unbekannt«. Dennoch veränderte sich der Kontakt zur Pflegemutter beim Fortschreiten von Monikas Therapie. Sie sagte öfter ab und die Gespräche blieben eher an der Oberfläche. Sie berichtete, dass sich die Beziehung der Pflegeeltern gebessert habe, ohne dass jemals eine Paartherapie in Anspruch genommen wurde. Deutlich wurde, dass sich das Paar wieder angenähert hatte und Monika, je mehr Autonomieschritte sie machte, emotional von der Pflegemutter auf Abstand gehalten wurde, obwohl diese ihre Rolle als Pflegmutter formal aufrechterhielt. Für die Arbeit mit Monika bedeutete das, die Wut und Trauer darüber zu bearbeiten, dass sie für die Pflegemutter ein »fremdes« Kind geblieben ist. Weitmaschig fanden Gespräche mit der Pflegemutter bis zur Beendigung von Monikas Therapie statt.

Die Elternarbeit mit der Pflegemutter und dem Pflegevater, die fast durchgängig getrennt stattfand, kann insgesamt als eine positive Unterstützung für Monikas eigenen Entwicklungsprozess gesehen werden. Auch wenn sich der Pflegevater nach ca. einem Jahr deutlich gekränkt zurückgezogen hatte, war es ihm dennoch gelungen, Monikas Autonomieschritte zu tolerieren. Der Rückzug der Pflegmutter war eher schleichend, aber auch sie konnte die Beziehung zu Monika aufrechterhalten. Insgesamt hatte sich Monikas Pflegemutter sehr mutig auf einen eigenen Prozess eingelassen und davon deutlich profitiert. Über eine mögliche Vertiefung durch eine eigene Therapie wurde am Ende der Elternarbeit zwar gesprochen, jedoch wurde dieses Angebot von Monikas Pflegemutter nicht aufgegriffen. Die Wiederannäherung des Paares ist zwar positiv zu sehen, aber sie erfolgte auch mit einem emotionalen Ausschluss der Dritten – Monika.

Die Arbeit mit Monikas Betreuerin wird hier nicht ausführlich dargestellt. Die Treffen fanden ca. alle vier Wochen statt und fielen bei Schichtdienst oder Urlaub der Betreuerin aus. Dem anfänglichen Widerstand von Monika gegen die ihr auferlegte Therapie konnte die Betreuerin mit der eindeutigen Haltung begegnen, dass Monika dieses Therapieangebot für sich nutzen sollte. Tatsächlich entwickelte Monika recht bald eine Eigenmotivation, sodass sie selbst bemüht war, ihre Therapiestunden einzuhalten, und die Betreuerin sich zurückhalten konnte. Schwerpunkte der Arbeit mit der Betreuerin waren, wie sie Monika bei der Suche nach ihrer leiblichen Mutter begleiten könnte, und der Umgang mit den Pflegeeltern, die sich beide schwer auf die sogenannten »Angehörigengespräche« einlassen konnten. Für die Therapeutin war es sehr hilfreich, dass es keinen Betreuerinnenwechsel gab. Die Zusammenarbeit mit der Betreuerin war von Anfang an von gegenseitigem Respekt geprägt.

## Die Arbeit mit den Betreuerinnen von Michael[9]

Das folgende Beispiel von Michael zeigt, wie sensibel und risikoreich der Übergang ins betreute Wohnen sein kann. Michael, 16 Jahre, wurde nach

9 s.a. Text zum Betreuten Wohnen als Auflage in Kap. 6.

der Anzeige der Schule wegen anhaltender Schulabstinenz von Mitarbeitern des Jugendamts zu Hause aufgesucht. Er war in einem desolaten körperlichen und psychischen Zustand, sodass eine sofortige Unterbringung in einer therapeutischen WG angeordnet wurde, was die schwer depressive und alkoholkranke Mutter ohne Anteilnahme zur Kenntnis nahm. Da Michael sich einer vollstationären Behandlung verweigerte, stimmte die Leitung der WG der Aufnahme Micheals nur unter der Bedingung zu, dass er eine Psychotherapie beginnen würde. Michael wirkte in den ersten Gesprächen passiv, völlig gleichgültig und abgeschottet in sich zurückgezogen. Die Therapeutin hatte das Gefühl, ihn nicht erreichen zu können. Die sehr aufmerksamen Betreuerinnen waren auf die latente Suizidalität von Michael vorbereitet und behielten ihn im Blick. Es wurde zwischen Michael und der Therapeutin ein Antisuizidvertrag vereinbart – unter Einbeziehung der Betreuerinnen. Einige Tage später kehrte Michael vom Schulbesuch nicht in die WG zurück. Jegliche Suche mithilfe der Polizei blieb ergebnislos.

Die getrennten Eltern von Michael wurden von der Polizei benachrichtigt. Sie nahmen weder zur Leitung der WG noch zur Therapeutin, die bis zu diesem Zeitpunkt mit keinem der Elternteile gesprochen hatte, Kontakt auf. Die Therapeutin suchte zweimal das Team der WG auf. Es ging für alle darum, diesen dramatischen Verlauf gemeinsam durchzuarbeiten. Damit waren die Bemühungen aller Hilfesysteme und auch die Arbeit der Therapeutin durch den Jugendlichen beendet. Im gemeinsamen Nachdenken des Teams und der Therapeutin tauchte die Hypothese auf, dass Michael vielleicht nicht bereit war, sich noch einmal auf eine Konstellation einzulassen, die aus seiner Sicht wieder »nur ein vorübergehendes Hilfsangebot« sein konnte. So gesehen hatte er sich für einen Autonomieschritt ohne die ihm angebotene Verbindung mit der Einrichtung entschieden. Aus anderen Quellen wurde später bekannt, dass Michael sich nach dem Kontaktabbruch der Hausbesetzerszene angeschlossen hatte.

### *Vorgeschichte Michaels*

Die Informationen aus den wenigen Gesprächen mit Michael ergaben folgendes Bild: Michael wurde im zweiten Lebensjahr adoptiert. Beide Adoptivelternteile hatten lange Jahre als selbstständige Künstler jeder für sich ein sehr eigenständiges Leben für ihre Kunst gelebt. Beide waren bei der Adoption schon knapp 40 Jahre alt. Die Adoptivmutter stellte bis zu Michaels

Einschulung ihre künstlerischen Auftritte sehr zurück, während der Adoptivvater weiterhin viel für seine künstlerischen Aktivitäten unterwegs war.

Mit der Aufnahme eines Dritten und der notwendigen Versorgung eines Kindes wurde die Ehe immer schwieriger, bis es zur Trennung kam und der Adoptivvater – für den mittlerweile 15-jährigen Michael völlig unerwartet – verschwand. Die Adoptivmutter geriet in eine anhaltende depressive Krise, konsumierte verstärkt Alkohol und verlor Michael völlig aus den Augen. Micheal ging nicht mehr zur Schule, bis die Schulleitung das Jugendamt einschaltete.

### *Versuch, Michaels Verschwinden zu bearbeiten*

Die Betroffenheit über Michaels Verschwinden war bei allen Beteiligten sehr groß. Gemeinsam konnten die Betreuerinnen, die Leiterin und die Therapeutin bedrückende offene Fragen aufgreifen, die alle beschäftigten. Wurden Signale übersehen, gab es Fehleinschätzungen, welche Motive könnten dahinterstecken? Es ging um Schuld und Schuldgefühle und es gelang gemeinsam, sich gegenseitig vor unberechtigten Selbstbeschuldigungen zu schützen.

## Die Arbeit mit der Bezugsbetreuerin von Jana

### *Vorgeschichte aus der Jugendamtsakte*

Jana war ein verstoßenes, zurückgelassenes Kind, das vom ersten Lebensjahr an in Heimen lebte. Die Eltern stammten aus verfeindeten Familienclans. Laut Jugendamtsakte ließen sie sich auf eine heimliche Liebesbeziehung ein. Als die Mutter 14-jährig mit Jana schwanger wurde, trennte sich der Kindsvater. Die zehn Jahre ältere Schwester von Janas Mutter nahm Jana zunächst als Baby auf und übergab sie nach wenigen Wochen dem Jugendamt. In wechselnden Heimen gelang es Jana immer wieder, durch ihre Fröhlichkeit und Aufgewecktheit die Zuwendung von Erzieherinnen zu gewinnen. Je älter sie wurde, desto häufiger fiel sie durch schnell wechselndes Verhalten zwischen einer überangepassten, devoten und einer destruktiv-widerspenstigen Seite auf. Sie versuchte sich Vorteile zu verschaffen, benutzte dazu häufig jüngere Mitbewohnerinnen oder Mitschülerinnen, intrigierte und manipulierte und brachte dadurch wiederholt das Betreuerinnenteam gegen sich auf. Inzwischen hatte sie die WG viermal wegen Regelverletzungen wechseln müssen.

### *Aufsuchende Arbeit (s. a. Kap. 6)*

Die Leiterin der WG meldete Jana, 14 Jahre, zur Therapie an. Im ersten Gespräch, zu dem Jana in Begleitung ihrer Bezugsbetreuerin und der Leiterin der Einrichtung erschien, erfuhr die Therapeutin, dass Jana erst vor Kurzem wegen massiver Regelverletzungen in der vorherigen WG in diese Einrichtung »zwangsverlegt« wurde. Seitdem – so die Leiterin – habe sie wiederholt mit Suizid gedroht und sich selbst verletzt. Als besonders gravierend für die Gruppe der Mitbewohner und Mitbewohnerinnen sei es gewesen, dass Jana sich heimlich Drogen und Alkohol beschafft und gemeinsam mit anderen Mitbewohnerinnen außerhalb der Wohnstätte konsumiert habe. Nach weiteren Vorgesprächen entschied sich die Therapeutin zu einer aufsuchenden Arbeit. Einerseits war deutlich geworden, dass die Bezugsbetreuerin durch das heftige Agieren von Jana in ständiger Alarmbereitschaft war und eine verlässliche Verabredung, auch wegen der geringen Personaldecke, kaum zu erwarten war. Andererseits stellte sich sehr schnell heraus, dass Janas Agieren in der Peergroup heftige Affekte im Team der Betreuerinnen auslöste. Dadurch wurde nicht nur Jana in eine Sündenbockrolle, sondern auch die Bezugsbetreuerin in die Rolle einer Außenseiterin gedrängt. In dieser Situation stimmte die Therapeutin zu, alle zwei Wochen an den regelmäßig stattfindenden Teambesprechungen teilzunehmen, damit gemeinsam über die Probleme um und mit Jana gesprochen werden konnte.

### *Interpersonelle Neutralität (s. a. Kap. 10.4)*

Die Therapeutin nahm an der Teambesprechung zu Jana teil, bei der dieses Mal auch eine Sozialarbeiterin des Jugendamts anwesend war. Es sollte geklärt werden, ob Jana in der Einrichtung bleiben kann. Inzwischen war das Betreuerinnenteam in mehrere Fraktionen gespalten. Die Therapeutin konnte auf gemeinsame Diskussionen aus früheren Gesprächen im Team über primitive Abwehrmechanismen zurückgreifen und die Betreuerinnen dafür gewinnen, ihre unterschiedlichen Affekte auf Janas Verhalten »einzusammeln«: Einige strebten wegen Janas ständiger Regelverstöße eine sofortige Verlegung an, andere sahen Janas Not des Nicht-gewollt-Seins, wiederum andere fürchteten Janas mächtige Einflussnahme auf alle Mitbewohnerinnen und ein Teil der Mitarbeiterinnen fühlte sich völlig überfordert. Auf kognitiver Ebene war es möglich, gemeinsam Hypothesen über die sich widerspiegelnden fraktionierten Selbstanteile von Jana zu entwickeln und somit einen Raum zu eröffnen, zusammen über die anstehende Frage nachzudenken, ob bzw. unter welchen Umständen Jana in der Einrichtung bleiben kann.

### *Verlauf der Arbeit mit den Betreuerinnen*

Es wurde mit der Vertreterin des Jugendamts vereinbart, dass das Team überprüfen solle, unter welchen Voraussetzungen Jana in der WG bleiben könnte. Die Therapeutin nahm wahr, dass die innere Bereitschaft des Teams, die Bezugsbetreuerin von Jana zu unterstützen, um Jana in der WG zu halten, gewachsen war. In der nachfolgenden Sitzung stellte die Therapeutin fest, dass die Stimmung gekippt war, sich das Team mehrheitlich überfordert fühlte, zusätzliche Aufgaben zu übernehmen. Die Therapeutin konnte aufgreifen, dass es einerseits das Mitgefühl mit dem verstoßenen Kind Jana gab, andererseits das Abgestoßen-Sein durch Janas destruktiv provozierende Seiten, die dem Team viel Kraft abverlangen würden. Das Team konnte dann zusammen mit der Leitung herausarbeiten, dass die Kapazitäten und Ressourcen für Janas Betreuung in der WG nicht ausreichen würden. Damit endete die Zusammenarbeit mit dem Team. Die Therapie mit Jana konnte von der Therapeutin auch nach dem Wechsel in eine neue WG ohne Unterbrechung fortgesetzt werden.

## Die getrennt lebenden Eltern von Alicia und die Arbeit mit ihren Betreuerinnen

### *Alicias Vorgeschichte*

Alicia, 15 Jahre alt, hatte sich selbst ans Jugendamt gewandt, um aus der gemeinsamen Wohnung mit der Mutter ausziehen zu können und um die Besuchsregelung mit dem Vater aufheben zu lassen. Das Jugendamt reagierte zügig und wies ihr einen Platz in einer betreuten Wohngemeinschaft zu. Die Bezugsbetreuerin stellte Alicia wegen extremer Ängste vor, die sich besonders nachts bis hin zu dissoziativen Zuständen steigerten. Dabei verletzte sie sich oft selbst. Dies stellte eine hohe Belastung für das Team dar.

Über die Hintergründe ihres schnellen Auszugs schwieg Alicia gegenüber der Therapeutin zunächst. Sie wollte auch nicht, dass die Therapeutin oder die Leiterin der WG Kontakt zu ihren Eltern aufnahmen.

Nach der Trennung der Eltern – Alicia war damals zwölf Jahre alt – führten die Eltern einen erbitterten Scheidungskrieg mit heftigen gegenseitigen Anklagen. Die Mutter bezichtigte den Vater des sexuellen Missbrauchs an Alicia. Der Vater wiederum behauptete, dass die Mutter Alicia wegen ihrer wechselnden Liebhaber vernachlässigt habe. Die Jugendamtsakte war von gegenseitigen Anklagen und Beweisführungen angefüllt, jedoch führten alle Überprüfungen ins Leere. Gegenüber dem Jugendamt schwieg Alicia bei Fragen zu diesen gegenseitigen Vorwürfen der Eltern. Alicia wurde von beiden Elternteilen als lebende Waffe gegen den jeweilis anderen benutzt und manipuliert.

### *Arbeit mit Betreuerinnen (s. a. Kap. 6)*

Die Bezugsbetreuerin der 15-jährigen Alicia sagte den Termin für die Patientin auf dem Anrufbeantworter der Therapeutin kurzfristig wegen eines Ausflugs ab, obwohl vereinbart war, dass Alicia für Absagen selbst zuständig ist und Freizeitaktivitäten kein Grund für ein Versäumnis der Therapiestunde seien. Die Therapeutin war darüber verwundert, weil die Betreuerin die Therapie von Alicia bisher unterstützte. Beim nächsten Gesprächstermin mit der Betreuerin versuchte die Therapeutin zu klären, wie die Situation zuvor war, die dann zu der Absage durch die Betreuerin führte, und fasste dann zusammen:

> »Sie haben mir erläutert, dass an diesem Tag Alicia sehr depressiv aus der Schule gekommen ist. Alicia habe das im Zusammenhang mit dem Streit mit ihren zwei besten Freundinnen gebracht, die sie ausgeschlossen hätten. Alicia hat Ihnen dann deutlich gemacht, dass sie zu depressiv und erschöpft sei, um zur Therapie zu gehen, zumal die Therapiestunden immer sehr anstrengend seien, weil ich oft viel zu streng sei. Sie haben sich bemüht, Alicia zu trösten und ihr einen Bummel durch die Altstadt angeboten. Würden Sie das auch so sehen?«

Die Betreuerin stimmte dem zu. Die Therapeutin fuhr fort:

> »Ich möchte mit Ihnen den Ablauf verstehen und die Muster herausfinden. Es gibt eine Dreieckssituation in der Schule, in der sich Alicia in

> folgender Weise ausgeschlossen fühlt: Die ›bösen‹ Freundinnen und die ›arme‹ Alicia, also eine Spaltung zwischen Gut und Böse. Dann kommt es zu einem weiteren Dreieck zwischen Alicia, Ihnen und mir und in diesem Fall werde ich ausgeschlossen. Auch hier gibt es eine Spaltung zwischen der strengen Therapeutin und der tröstenden Betreuerin. Wie sehen Sie es?«

Die Betreuerin zeigte sich überrascht und sagte dann lächelnd: »An Spaltung habe ich in dem Moment gar nicht gedacht. Sieht ja so aus, dass ich mich habe verführen lassen, dieses Mal hilfreicher als Sie und die Therapie sein zu wollen.«

Auffallend war, dass sich die Eltern seit Alicias Unterbringung gar nicht meldeten, um sich nach ihr zu erkundigen. Dies verleugnend, hielt Alicia daran fest, dass sie jetzt die Kontrolle darüber habe, ob die Eltern Kontakt zu ihr, der Therapeutin oder der Betreuerin haben dürften oder nicht. Je mehr sich die Ängste von Alicia beruhigten, desto häufiger berichtete die Bezugsbetreuerin, dass Alicia ihr Halbwahrheiten erzähle, sich Pflichten entziehe oder eigene Fehler anderen Mitbewohnerinnen zuschiebe.

Die bis dahin sehr engagierte Bezugsbetreuerin fühlte sich von Alicia zunehmend hintergangen und reagierte mit enttäuschtem Rückzug. Alicias Abwehr ihres Ohnmachtserlebens in dem Versuch, alles zu bestimmen und unter Kontrolle zu halten, konnte die Betreuerin verstehen und mit Alicia immer wieder Kompromisse erarbeiten. Schwieriger wurde der Umgang mit Alicias Manipulationen und Unaufrichtigkeiten, indem sie andere benutzte – so wie sie früher selbst benutzt worden war. Die Betreuerin wurde zunehmend misstrauisch und verärgert – dies umso mehr, da sie sich vom Team für die verstärkten Schwierigkeiten, die Alicia unter den Mitbewohnerinnen auslöste, verantwortlich gemacht fühlte. Sie suchte nun wegen der ansteigenden Spannungen im Team vermehrt Unterstützung bei der Therapeutin.

Das Team forderte mehr Kontrolle und Strenge verknüpft mit Konsequenzen gegenüber Alicias Regel- und Pflichtverletzungen. Das wurde mit Alicia besprochen und es wurden ihr Maßnahmen auferlegt, deren Erfüllung darüber entscheiden würde, ob sie den Wohnplatz behalten dürfe.

In dieser Phase der Eskalation in der Wohngruppe mit dem Betreuerinnenteam kam Alicia verlässlich zur Therapie, sprach im Plauderton, negierte jegliche Probleme und Konflikte, so als hätte sie alles unter Kontrolle. Die Therapeutin konfrontierte Alicia wiederholt mit dieser bagatellisierenden Abwehrhaltung und wies sie darauf hin, dass die Bezugsbetreuerin ihr – der Therapeutin – ja über die eskalierenden Problemen in der Wohngruppe berichtet hatte. Die Betreuerin suchte zunächst weiterhin die Gespräche mit der Therapeutin und nutze sie, um ihre zunehmend negativen Affekte gegenüber Alicia loszuwerden, ohne sich allerdings aus ihren Enttäuschungsgefühlen lösen zu können. Diese Enttäuschung verschob sie verstärkt auf die Therapie von Alicia, die aus Sicht der Betreuerin keine positive Entwicklung zeigte, sowie auf die Gespräche mit der Therapeutin, die für sie nicht mehr hilfreich seien. Hier gelang es der Therapeutin, diese Enttäuschung als einen projizierten Selbstanteil von Alicia zu benennen, den die Betreuerin wie auch die Therapeutin erlebten.

Erst jetzt berichtete Alicia zunächst der Therapeutin und auf deren Anregung hin auch der Betreuerin von ihren vergeblichen Versuchen, Kontakt zu ihren Eltern aufzunehmen; weder ihre Mutter noch ihr Vater reagierten darauf. Auf Anfrage des Jugendamts ließen beide Elternteile wissen, dass sie ihr geteiltes Sorgerecht nicht mehr wahrnehmen wollten, weil ihnen Alicia zu anstrengend geworden sei. Das Jugendamt verwies beide Elternteile an das zuständige Gericht.

Dieses Ohnmachtserleben, einfach fallen gelassen zu werden, als sie als Waffe für die Eltern nicht mehr taugte, machte das destruktive fremd- wie autoaggressive Agieren Alicias verständlich. Andererseits gelang es nicht, ihr Agieren zu begrenzen, sodass ihr Platz in der Einrichtung gefährdet war. Es folgten gemeinsame Gespräche mit der Teamleiterin, der Bezugsbetreuerin, Alicia und der Therapeutin. Alicias Regelverstöße bedrohten die Arbeit des Betreuerteams mit der Wohngruppe. Die Teamleitung und die Mehrheit der Betreuerinnen sahen die Verlegung in eine andere Einrichtung als einzige Lösung. Dabei waren sie bereit, sich dafür einzusetzen, dass die Therapie fortgesetzt werden konnte. Trotz vergeblicher Bemühungen blieb das Team der Betreuerinnen reflektiert, ohne dass es zum Gegenagieren gegenüber Alicia kam. So wurde die Therapeutin zwar zu derjenigen, die Alicia in diesem Moment nicht fallen ließ, dennoch brach Alicia die Therapie kurz nach dem Umzug »wegen des zu langen Fahrtweges« ab. Wahrscheinlich wollte sie sich davor schützen, erneut – diesmal von der Therapeutin – fallen gelassen zu werden.

## Die Elternarbeit mit der alleinerziehenden Mutter von Sophie

### *Anlass des Kommens und triadische Kompetenz von Sophies Mutter (s. a. Kap. 7)*

Die alleinerziehende Mutter kam mit der 14-jährigen Tochter Sophie zum ersten Gespräch, nachdem sie beim telefonischen Erstkontakt von einem Suizidversuch ihrer Tochter berichtet hatte und deswegen dringend Therapie für ihr Kind suchte. Sie begann das Gespräch damit, wie sehr sie Sophies Suizidalität belaste und dass sie kaum noch schlafen könne. Die Therapeutin wandte sich an Sophie und fragte, wie sie sich fühle und wie sehr sie akut mit den Gedanken, sich umzubringen, beschäftigt sei. Sophie schwieg, die Mutter antwortete, dass Sophie ihr das ja gar nicht antun wolle. Die Therapeutin sprach die Mutter an, dass sie ihre Belastung gut nachvollziehen könne, dass sie aber jetzt von Sophie erfahren möchte, ob sie sich aktuell sehr belastet fühle und suizidale Gedanken habe. Die Mutter zog sich gekränkt zurück mit der Bemerkung, dass sie ja am besten wisse, ob Sophie belastet sei.

### *Vorgeschichte von Sophie und ihrer Mutter und Planung der Elternarbeit (s. a. Kap. 11.2)*

Bei Sophie wurde eine schwere Depression mit chronischer Suizidalität, Selbstverletzungen und starkem sozialen Rückzug mit einem Leistungsabfall in der Schule diagnostiziert. Die Gespräche mit der Mutter ergaben Folgendes: Die Eltern von Sophie hatten sich bald nach ihrer Geburt getrennt, die Mutter hatte seitdem keine neue Partnerschaft angestrebt. Der Vater hatte eine neue Familie gegründet. Weder er noch Sophies Mutter bemühten sich darum, den Kontakt zwischen ihm und Sophie zu erhalten. Die Mutter war seither selbst depressiv und passiv und hatte bisher keine Therapie für sich gesucht. Sie machte Sophie zu ihrem Lebensmittelpunkt, die so Halt und Partnerersatz für sie wurde. Mit Sophies Geburt beendete sie ihre Arbeit als Erzieherin und erhielt Sozialunterstützung, die äußerst knapp für den gemeinsamen Lebensunterhalt war. Zu einigen früheren Kolleginnen hat sie privaten Kontakt gehalten. Sie und Sophie teilten in einer gemeinsamen Freizeitgestaltung die Begeisterung für einen Sänger. Als Teil einer Fangemeinde reisten sie zu seinen Konzerten, was fast jedes Wochenende ausfüllte.

Sophies Funktion als Selbstobjekt ihrer Mutter wird an dieser Stelle sehr deutlich. Der Mutter fehlte die triadische Kompetenz bzw. eine Triangulierungsfähigkeit. Zwar bemühte sie sich, wollte aber eine »nur gute« Mutter sein. Die Überbetonung dieser behütenden mütterlichen Seite hielt sie davon ab, ihrer Tochter Forderungen, Grenzen oder Zurückweisungen zuzumuten. Das weist auf eine ausgeprägte Spaltungsabwehr hin. In der unbewussten Identifikation mit ihrer Tochter, der sie nur Gutes tat, befriedigte sie auf diese Weise ihre eigenen oral-passiven Wünsche. Ihr elterliches Funktionsniveau war vor diesem Hintergrund insgesamt als eher gering einzuschätzen.

Als mögliches Ziel der Elternarbeit wurde ein für Mutter und Tochter erträglicher Ablösungsprozess formuliert. Dabei musste allerdings mit Verunsicherungen für Sophie und ihre Mutter gerechnet werden: Die Therapie konnte für die Mutter hinsichtlich der Autonomieentwicklung ihrer Tochter zur Bedrohung werden; bei Sophie hingegen konnten Schuldgefühle anstehende Ablösungsschritte behindern. Sophies Autonomiebestrebungen konnten von ihrer Mutter als Angriff erlebt werden.

Während der diagnostischen Phase nahm die Mutter alle Termine gewissenhaft wahr. Auf der bewussten Ebene war sie in Sorge um Sophie und an einer erfolgreichen Therapie für sie interessiert; auf der unbewussten Ebene fürchtete sie eine Therapeutin, die die libidinöse Dyade zur Tochter zerstören und die Mutter einsam zurücklassen könnte. Dies könnte zu dem unbewussten Wunsch führen, die Patientin-Therapeutin-Dyade zu kontrollieren oder zu (zer-)stören.

Die Elternmitarbeit wurde in diesem Fall noch als ausreichend konstruktiv, aber als sehr passiv und latent widerständig eingeschätzt, was eine eher geringe Veränderungsbereitschaft der Mutter nahelegte.

Sophie zeigte von Anfang an ein großes Interesse an der Therapie, sie kam zuverlässig zu ihren Terminen. Ihr war an der Mitarbeit ihrer Mutter gelegen, allerdings wollte sie keine gemeinsamen Gespräche mit der Mutter und der Therapeutin.

Die Therapeutin schlug für den Vertrag mit Sophie und für den Vertrag mit der Mutter hinsichtlich der Elternarbeit vor, dass die Mutter alle zwei Wochen einen eigenen Termin erhalten sollte, später aber auch gemeinsame Termine von Sophie und ihrer Mutter möglich werden sollten. Das implizierte, dass sowohl auf Sophies Seite als auch auf der Seite der Mutter an der Entwicklung von einer dyadischen hin zu einer triadischen Beziehungsstruktur gearbeitet werden sollte. Langfristig wollte die Therapeutin Sophies Mutter auch für eine eigene Therapie gewinnen.

*Vertragsvereinbarung für die Elternarbeit (Kap. 11.3)*

Sophies Mutter war vorschnell bereit, allen Vereinbarungen zuzustimmen. Deutlich war ihre Angst, Sophie an die Therapeutin zu verlieren. Die Therapeutin sprach diese Angst im Vorfeld der Elternarbeit als mögliches Hindernis für die Zusammenarbeit an. Sie wies darauf hin, dass sich die Mutter-Tochter-Beziehung durch die Therapie verändern könnte, dass sie als Therapeutin aus Sicht der Mutter möglicherweise eine zu große Bedeutung für Sophie gewinnen könnte, dass diese aber in der Regel vorübergehend sei. Am Ende der Therapie ihrer Tochter und der Elternarbeit werde sie sich als Therapeutin mit der Hoffnung verabschieden, dass Mutter und Tochter eine neue, für beide stimmige Beziehung finden.

*Interventionstechniken in der Elternarbeit mit Sophies Mutter und Gefahr eines Gegenübertragungsagierens der Therapeutin (s. a. Kap. 10.3 u. 10.5)*

Sophie plante endlich einen ersten Wochenendausflug mit Gleichaltrigen. In der Elternstunde erfuhr die Therapeutin, dass die Mutter diese Unternehmung verhindert hatte, indem sie Karten für einen gemeinsamen Konzertbesuch gekauft hatte. In dieser Situation bestand für die Therapeutin die Gefahr, ihre Empörung und Wut über die Mutter zu agieren, statt die Verlustängste der Mutter anzuerkennen und zu versuchen gemeinsam mit ihr deren Auswirkung auf Sophie zu verstehen.

*Arbeit an Defiziten der Elternfunktion mit der Mutter von Sophie*

Die Therapeutin sagte:

> »Sie haben mir neulich berichtet, wie sehr Sie sich freuten, als Sophie zum ersten Mal eine Freundin mitgebracht hatte und dass Sie die Lebendigkeit zu Hause richtig genossen haben. Eben haben Sie beschrieben, wie unmöglich Sie es finden, dass Sophie Ihnen von den Gesprächen mit dieser Freundin gar nichts erzählen will. Sie haben zwei Tage nicht mit Sophie gesprochen, weil es Sie so geärgert hat. Es ist tatsächlich neu für Sie, dass Sie nicht die einzige Vertraute Ihrer Tochter sind, und das kann sehr widersprüchliche Gefühle auslösen, Freude und Ärger zugleich, und manchmal ist es schwer, diese Gefühle auszuhalten bzw. bei sich zu halten, ohne Sophie einzubeziehen.«

### *Dyadendeutung (s. a. Kap. 10.3)*

*1. Schritt: Klärung des Affekts:*

Die Therapeutin sagte:

> »Ich habe mich gefragt, wie es Ihnen ergangen ist, als Sie von dem Plan erfahren haben, dass Sophie das Wochenende mit ihren Freunden verbringen wollte. Es könnte sein, dass Sie sich ausgeschlossen und verlassen gefühlt haben. Daraufhin haben Sie Karten für ein Konzert gekauft, was ein Highlight für Sophie werden sollte. Bei dem Konzert haben Sie sich wieder mit Sophie wie früher ganz nahe und vertraut gefühlt«.

Nach dieser Intervention schwieg die Mutter. Die Therapeutin erlebte die Mutter zunehmend verschlossen und zurückgezogen.

*2. Schritt: Beschreibung der aktualisierten Dyade:*

Die Therapeutin sagte: »Lassen Sie uns schauen, was hier gerade passiert. Mir kommt es so vor, als würde ich den Kontakt zu Ihnen verlieren.«

*3. Schritt: Deutung der aktualisierten Dyade zwischen Mutter und Therapeutin: Zerfall der Triade Mutter – Sophie – Therapeutin in eine Dyade: Mutter –Therapeutin. Wie in der Triade mit den Freunden von Sophie erlebt sich die Mutter als die ausgestoßene Dritte.*

Die Therapeutin sagte: »Könnte es sein, dass Sie das Gefühl haben, ich würde mich ganz auf Sophies Seite stellen und mich so zwischen Sie und Ihre Tochter drängen?«

### *Klärung, Konfrontation und Deutung (s. a. Kap. 10.5)*

Sophies Mutter berichtete in der letzten Elternstunde, dass sie sich über ihre Bank geärgert habe, die ihr keinen weiteren Überziehungskredit für die Finanzierung einer geplanten gemeinsamen Auslandsreise mit Sophie genehmigen wollte, und sie sich jetzt auf eine »andere Weise« Geld beschaffen werde.

In der folgenden Elternstunde verließ die Therapeutin *im ersten Schritt* die bis dahin eingenommene technische Neutralität, indem sie eine Warnung aussprach. Sie sagte:

> »Ich sehe, dass Sie fast verzweifelt darin gefangen sind, Sophie unbedingt etwas Besonderes bieten zu müssen; aber mir scheint, dass Sie dadurch aus dem Blick verlieren, dass Sie sich selbst damit in die Gefahr begeben, etwas Unrechtes zu tun. Schon in der letzten Stunde hatte ich die Rolle übernommen, Sie vor diesem Schritt zu warnen.«

*Im zweiten Schritt* interessierte sich die Therapeutin für die Reaktion von Sophies Mutter auf die ausgesprochene Warnung. Sie sagte:

> »Heute berichten Sie mir nun, dass Sie dennoch versucht haben, sich das Geld auf unrechtmäßige Weise zu verschaffen, und jetzt schlaflose Nächte hinter sich haben. Sie hatten mir von Ihrem Plan erzählt und ich hatte versucht, Sie davor zu warnen. Und jetzt frage ich mich, wie Sie meinen Rat erlebt haben.«

Sophies Mutter schwieg, sie wirkte verschlossen und angespannt. Die Therapeutin fühlte sich wegen ihrer gut gemeinten Warnung angegriffen (Gegenübertragungsgefühl).

*Im dritten Schritt* nahm die Therapeutin dann die aktualisierte Dyade zwischen sich und Sophies Mutter wahr. Sie bemühte sich um ein Containment des negativen Affekts von Sophies Mutter und deutete schließlich die Übertragung folgendermaßen:

> »Vielleicht haben Sie es fast wie eine Bevormundung erlebt, als mischte ich mich wieder einmal in ihre Pläne mit Sophie ein, als ob ich es Ihnen nicht gönnen würde, dass Sie eine schöne Reise mit ihr machen wollen. Dann wären Sie mit Recht ärgerlich auf mich und gehen auf Abstand zu mir.«
>
> Sophies Mutter antwortete mit verärgertem Unterton: »Immer meinen Sie, es besser zu wissen, was für uns gut ist, wieso eigentlich?«

*Im vierten Schritt* wurde zunächst die negative Übertragung angenommen und dann die Projektion (Neid) von Sophies Mutter auf die Therapeutin gedeutet: »Sie erleben mich als ›Besserwisserin‹, die Ihnen eine schöne Reise mit Sophie missgönnt. Warum sollte ich das tun?«

Daraufhin entwarf die Therapeutin *im fünften Schritt* eine Hypothese, die auf eine mögliche positive Dyade hinweist, die hinter dem Angriff von Sophies Mutter auf die Therapeutin verborgen blieb. Sie sagte: »Ich sehe, dass Sie sich sogar in Gefahr bringen, um Sophie etwas Besonderes zu bieten. Meine Warnung erlebten Sie allerdings als einen Angriff auf Ihre gute Absicht. Könnte es für Sie so fremd sein, dass jemand Sie vor einer Gefahr schützen will?!«

### *Einige Daten aus der Biografie von Sophies Mutter*

Die Kindheit von Sophies Mutter war gekennzeichnet durch ärmliche Verhältnisse auf einem Bauernhof, in den Sophies Großmutter eingeheiratet hatte; ihre uneheliche Tochter hatte sie mit in diese Familie gebracht. Die Familienatmosphäre war geprägt von dem Streit um die Alkoholkrankheit von Sophies Großvater und der Verbitterung der Großmutter, die von ihren Kindern als streng und lieblos erlebt wurde.

Sophies Mutter erlebte ihre Halbschwester als Muttterersatz. Als diese das Haus verließ, habe sich keiner mehr um sie gekümmert. Im zwölften Lebensjahr erhängte sich der Vater von Sophies Mutter und hinterließ einen hochverschuldeten Bauernhof. Die Großmutter zog daraufhin mit Sophies Mutter in eine Kleinstadt, sicherte den Lebensunterhalt durch Putzarbeiten, habe aber ansonsten an der Entwicklung ihrer Tochter keinerlei Interesse gezeigt. Sophies Mutter machte eine Ausbildung als Erzieherin, blieb bei ihrer Mutter wohnen und pflegte sie bis zu ihrem Tod. Über die Beziehung zu Sophies Vater schwieg sie durchgängig.

### *Verlauf der Elternarbeit mit Sophies Mutter*

Sophies Mutter hielt den vereinbarten Rahmen durchgängig zuverlässig ein. Anfänglich wirkte sie sehr angespannt, als müsste sie auf Angriffe gefasst sein. Gleichzeitig kontrollierte sie die Therapeutin misstrauisch, ob die Beziehung zu ihrer Tochter durch einen Dritten ge- oder zerstört werden könnte. Novick und Novick (2009, S. 107) beschreiben diese Trennungsängste von Eltern als eine Angst, ihr Kind physisch und vor allem psychisch der Therapeutin zu überlassen. So wie von Novick und Novick geschildert, trat auch bei Sophies Mutter Kontrolle an die Stelle von Liebe, weil bei ihr tiefe Selbstzweifel vorherrschten, selbst nicht liebenswert zu sein, es sei denn, sie konnte etwas bieten oder sich als brauchbar erweisen. Tatsächlich gelang es mit Sophies Mutter gegen Ende der Elternarbeit über diese Ängste zu sprechen und sie in ihre eigene Geschichte einzuordnen.

Auf großen Widerstand stießen alle Versuche, mit Sophies Mutter Schritte zu erarbeiten, ihr eigenes Leben aktiver zu gestalten, um auf diese Weise triadische Strukturen entwickeln zu können. Tatsächlich hatte sie wesentliche Jahre ihres Lebens nur Sophie gewidmet, sodass ihr berufliche, kollegiale oder freundschaftliche Bezüge fehlten. Auch die Besuche der Konzerte und das Teilen in der Fangemeinde verloren ohne Sophie an Reiz. Sie nahm an einem Nähkurs teil, eher um die Therapeutin zu beruhigen als aus eigenem Interesse.

Die Therapeutin konfrontierte sie damit, dass alle gemeinsam erarbeiteten Schritte nicht weiterführten und es wichtig wäre, herauszufinden, was zu diesen Blockaden führte. Voller Scham konnte Sophies Mutter nach und nach erkennen, dass sie Sophie mit ihrem trostlosen, grauen Leben die Freude an der eigenen Entwicklung verdarb. Sophie reagierte mit starken Schuldgefühlen, wenn es ihrer Mutter schlecht ging. Außerdem wurde deutlich, wie schwer es der Mutter fiel, sich über Sophies Fortschritte zu freuen: Die Verlustangst und der Neid auf das buntere, expansivere Leben von Sophie standen dem entgegen. Es schien so, dass sie nur in der Spiegelung der Therapeutin Stolz und Freude miterleben, dies aber selbst nicht hinreichend integrieren konnte. Ab und zu beschrieb sie Gefühle von Traurigkeit, Sophie nicht mehr Anerkennung geben zu können.

Schon in den gemeinsamen Gesprächen für die Planung der Elternarbeit ging es um Sophies Schuldgefühle wegen ihrer eigenständigen expansiven Schritte, die für Sophies Mutter eine sie ängstigende Trennung signalisierten. Der Beginn der geplanten gemeinsamen Gespräche mit Sophie und ihrer Mutter wurden von beiden Seiten hinausgezögert. Die ersten gemeinsamen Gespräche erlebte die Therapeutin als quälend. Sophie war bemüht die Mutter zu schonen, diese wiederum wollte sich als großzügige und hilfreiche Mutter erweisen, die sie aber nicht sein konnte. Vielmehr brach ihre unerbittliche Anspruchshaltung, dass Sophie für ihre Lebenszufriedenheit zuständig zu sein hat, immer wieder durch.

Sophie entzog sich ihrer Mutter zunehmend. Die Vorwürfe der Mutter richteten sich nun zunehmend gegen die Therapeutin, die ihr die Tochter entfremdet habe. Es gelang der Mutter aber nach und nach anzuerkennen, dass sie mit ihrem Neid nicht ihrem Ideal-Ich einer guten Mutter entsprach. Diese Erkenntnis half ihr, sich mehr zurückzunehmen und mehr Getrenntheit zwischen sich und Sophie zuzulassen. Zu einer eigenen Therapie, wie es in der Planung der Elternarbeit angedacht war, konnte sich die Mutter allerdings nicht durchringen. Insgesamt hatte sich Sophies Mutter im Verlauf der Elternarbeit zwar zunehmend eingelassen, sich insbesondere mit ihren Neidgefühlen auseinandergesetzt, letztlich aber für sich selbst keine eigenen weitergehenden Entwicklungsschritte machen können.

## Die Elternarbeit mit Nicoles Mutter und deren Freund – Über die Schwierigkeit, keine »böse Mutter« sein zu können[10]

*Anlass des Kommens*

Die Mutter der 15-jährigen Nicole berichtete als einen Anlass ihres Kommens, dass sie wiederholt von der Schulleitung darüber unterrichtet worden sei, dass Nicole der Schule immer wieder unentschuldigt fernbleibe, und dass die Schulleitung daher eine Psychotherapie für Nicole empfohlen habe. Auf Nachfragen der Therapeutin räumte die Mutter ein, Nicole habe ihr gegenüber zugegeben, dass sie nur einmal einen Vormittag im Kaufhaus verbracht habe. Auf die Überlegung der Therapeutin, wie es ihr, der Mutter, damit gehe, dass Nicole sie beschwindele und sie erst durch die Schulleitung von den häufigen Schulversäumnissen ihrer Tochter erfahren habe, erwiderte die Mutter, dass Nicole sie niemals belügen wolle. Zum Erstaunen der Therapeutin führte die Mutter als Erklärung an, dass Nicole so belastet sei, weil sie keinen Kontakt zu ihrem leiblichen Vater habe; manchmal quäle sie das so sehr, dann könne sie die Schule einfach nicht aushalten. Im Weiteren berichtete die Mutter, dass sie sich über ihren Partner ärgere, der sich über Nicoles Schwänzen und Lügen aufrege und Nicole Vorwürfe mache. Sie – die Mutter – bleibe dagegen ganz ruhig und verständnisvoll, denn Nicole sei ja noch ein Kind.

*Schuldabwehr durch Projektion (s. a. Kap. 7.2)*

Nicoles Mutter berichtete dann sehr aufgebracht, dass sie viele Gespräche mit der Schulleitung geführt habe, diese sich aber nicht darum ge-

10 Ergänzende theoretische Überlegungen dazu finden sich in Kapitel 7.1.

kümmert habe, dass das Mobbing gegenüber ihrer Tochter unterbunden wird. Die Schulsozialarbeiterin habe im Gespräch mit Nicole und einigen Mitschülerinnen Nicole nicht einmal vor deren Angriffen geschützt. Sie habe sich daraufhin an den Schulpsychologischen Dienst gewandt. Dieser habe aber nur ein gemeinsames Gespräch mit ihr, Nicole und der Klassenlehrerin vorgeschlagen, nicht einmal eine Hospitation in der Schule hätten sie gemacht. Niemand helfe ihrer Tochter.

*Technische Neutralität (s. a. Kap. 7.4)*

Die Therapeutin sagte:

> »Sie haben mir gerade erzählt, dass Sie erneut einen Termin mit dem Schulleiter vereinbart haben, um ihm klarzumachen, dass Sie erwarten, dass er der Befreiung vom Sportunterricht für Nicole zustimmt, sonst würden sie sich bei der Schulaufsicht beschweren.«

Die Mutter bestätigte dies mit einem zustimmenden Lächeln. Die Therapeutin fuhr fort:

> »Sie haben mir auch davon berichtet, dass Nicole zu Hause auf dem Sofa rumhängt, Serien guckt und Chips isst und dabei schlechte Laune verbreitet, sodass Ihr Freund schon total genervt ist und Sie abends gar keine gemeinsame Zeit mit ihm mehr haben und Sie darüber richtig sauer sind.
>
> Einerseits setzen Sie sich dafür ein, dass Nicole beim Schulsport nicht durch Hänseleien wegen ihres Übergewichts belastet wird. Dafür machen Sie sich gegenüber der Schule stark und stellen Forderungen an die Schulleitung. Auf der anderen Seite vermeiden Sie jede Auseinandersetzung mit Nicole, sogar auf Kosten der Beziehung zu Ihrem Freund, und lassen dabei Ihren Ärger über Nicole außen vor.«

Die Mutter schwieg missmutig. Die Therapeutin sagte dann: »Vielleicht klingt es für Sie merkwürdig, aber ich frage mich, ob der Ärger über Nicole aus einem Grund, den wir noch nicht verstehen, nicht sein darf und dieser Groll beim Schulleiter oder bei Ihrem Freund landet.«

In diesem Beispiel nahm die Therapeutin – technisch neutral – eine Position zwischen dem positiven Selbstanteil und dem abgespaltenen negativen Selbstanteil von Nicoles Mutter ein.

### *Weiterer Verlauf der Elternarbeit mit Nicoles Mutter*

Bei der Vereinbarung des Therapievertrages für Nicole standen schrittweise die Regulierung des Suchtverhaltens und die Begrenzung der Bequemlichkeitshaltung im Vordergrund, wie zum Beispiel die Teilnahme an einem Programm für Übergewichtige, Einschränkung des Taschengelds und Überprüfen der Online-Einkäufe und Nicoles Übernahme von Pflichten im Haushalt.

Diese Vereinbarungen wurden auch in die Elternarbeit einbezogen, denn Nicole brauchte hier die Einsicht und regulierende Unterstützung ihrer Mutter (Hilfs-Ich-Funktion). Bei der Planung der Elternarbeit wurde die Mitarbeit des Freundes der Mutter als hilfreich eingeschätzt, der sich in den ersten gemeinsamen Diagnostikgesprächen kritisch zu der schonenden Haltung der Mutter gegenüber Nicole äußerte und als potenziell triangulierender Dritter die Mutter-Tochter-Dyade hätte erweitern können. Als es dann um die Vereinbarung der Elternarbeit ging, entzog er sich aber mit dem Argument, sich in die Mutter-Tochter-Beziehung nicht einmischen zu wollen.

Erst sehr viel später konnte die Therapeutin erkennen, dass der Freund einen eigenen negativen Selbstanteil in Nicole bekämpfte. Er war seit Jahren arbeitslos und häufig krankgeschrieben, lebte mehr oder weniger mit vom Verdienst der Mutter, die als ungelernte Altenpflegehelferin arbeitete. Wie Nicole übernahm auch er kaum Aufgaben im Haushalt.

Es fiel der Therapeutin schwer, Nicoles Mutter mit ihren ständigen Vorwürfen und Forderungen anzunehmen. Sie schien zwar für ihre Tochter zu kämpfen, schob aber jede Verantwortung auf die anderen, die aus ihrer Sicht stets unzureichend waren. Gleichzeitig schien sie blind dafür zu sein, wie sehr sie Nicole damit schadete bzw. Nicoles passive Vermeidungshaltung dadurch weiter unterstützte, was Nicole zunehmend scheitern ließ.

### *Vorgeschichte von Nicoles Mutter*

Erst vor dem Hintergrund der Geschichte von Nicoles Mutter konnte die Therapeutin auch deren Not erkennen. Als Vierjährige war sie mit ihren Eltern aus einem südeuropäischen Land eingewandert, lebte die ersten drei Jahre mit ihnen in einer Flüchtlingsunterkunft, wo ihre beiden jüngeren Brüder geboren wurden. Von Anfang an war sie zuständig für die Versorgung der Brüder. Immer wieder verschwanden die Eltern für

Wochen und brachten sie mit ihren Brüdern bei entfernten Verwandten unter. Dort waren sie und die Brüder nur geduldet, allzu oft schlecht versorgt. Stellvertretend für die kleinen Brüder wurde sie oft geschlagen und musste viel im Haushalt arbeiten. Dort wurde sie von ihrem Cousin geschwängert und musste ihn heiraten, kurz bevor Nicole dann auf die Welt kam.

In der Beziehung mit Nicoles Vater erlebte sie häufig körperliche Gewalt, trennte sich dann und lebte einige Jahre mit Nicole allein. Sie wollte eine »nur gute Mutter« sein – im Gegensatz zu den Erfahrungen, die sie mit ihrer eigenen Mutter gemacht hatte. Sie wollte ihrer Tochter alles bieten und für die Interessen ihrer Tochter kämpfen. Dabei konnte sie keine Grenzen setzen oder Anforderungen an die Tochter stellen. Andererseits konnte sie auch hasserfüllt über Nicole herfallen.

Die Therapeutin konnte die Mutter mit ihrem Wunsch annehmen, dass sie alles dafür tun wollte, dass es ihrem Kind besser gehen sollte als ihr, und Nicoles Mutter fühlte sich darin verstanden. Sie erlebte die Therapeutin zunehmend als die »Erziehungsexpertin«, während vor allem die Schule der »Ort des Bösen« blieb. Sehr schnell wurde deutlich, dass die Mutter keine eigenen Vorstellungen von Erziehung und der Elternrolle hatte. Anregungen zu Anforderungen, Regeln, Grenzsetzungen wie zum Aushalten von Frustrationen oder zum Aufrechterhalten von Konsequenzen setzte die Mutter meist wortwörtlich um und benutzte die Therapeutin so als ihren verlängerten Arm, um sich gegen die zunehmend widerspenstige Tochter durchzusetzen. Insgesamt wandte die Therapeutin häufig supportive Techniken an. Immer wieder deutete sie die Übertragung, dass die Mutter weiterhin versuche eine »nur gute Mutter« zu sein, indem sie die Verantwortung für fordernde oder begrenzende Maßnahmen ausschließlich der Therapeutin zuschob.

Im Verlauf der Elternarbeit konnte Nicoles Mutter die therapeutischen Anregungen aber immer besser umsetzen. Ihre geringe Kränkbarkeit erleichterte dies. Auch bei den verstärkten Konflikten zwischen Mutter und Tochter, aber auch zwischen der Mutter und ihrem Freund hielt die Mutter an der Elternarbeit fest. Vermutlich konnte sie die Auseinandersetzungen als eine ernst gemeinte Zuwendung und Anteilnahme an ihrem Wohlergehen wie an dem der Tochter erleben. Die Mutter konnte zwar während der Behandlung ihrer Tochter selbst von der Elternarbeit profitieren; damit erleichterte sie auch Nicoles erste Schritte zur Übernahme von Verantwortung für sich selbst. Vermutlich trifft hier aber zu, was

Novick und Novick folgendermaßen ausdrücken: »Doch wenn der Abschied naht, zeigt sich, dass sie das Gelernte nicht internalisieren und konsolidieren können. Es scheint, als ob ihr Ich und Über-Ich in diesen Situationen auf die Anwesenheit des Analytikers angewiesen sind« (Novick & Novick, 2009, S. 204).

## Die Elternarbeit mit Melanies Mutter und dem Stiefvater

### *Familienstruktur und Familiendynamik der Patchworkfamilie von Melanie und Anlass des Kommens*

Die 14-jährige Melanie wurde nach einem ernsthaften Suizidversuch wegen selbstverletzenden Verhaltens und wegen ihres sozialen Rückzugs vorgestellt. Im ersten gemeinsamen Gespräch mit Mutter, Stiefvater (Firat) und Melanie erklärte Melanie aus ihrer Sicht ihre Probleme in der Familie, zu der ihr zweijähriger Halbbruder Ben gehört und an Wochenenden auch die 15-jährige Stiefschwester Hasiyne:

> »Seit der Geburt von Ben meckert Firat nur noch an mir rum. Nichts mache ich richtig, vielleicht hat er ja schlechte Laune, weil er seinen Job verloren hat. Hasinye lässt er immer in Ruhe, nur ich muss mich immer allein um Ben kümmern. Mutter kann da nicht viel machen, die ist total fertig und liegt viel im Bett. Früher sind wir mal ins Kino gegangen, jetzt verbietet Firat alles.«

### *Supportive Technik und Übertragungsdeutung (s. a. Kap. 10.6.1)*

Bei der Planung der Elternarbeit mit Melanies Mutter war besprochen worden, dass sich Melanies Mutter in einer psychiatrischen Praxis vorstellen sollte, um abzuklären, ob eine antidepressive Medikation hilfreich sein könnte. Die Mutter hatte diesen Vorschlag dankend angenommen, auf wiederholtes Nachfragen führte sie aber unterschiedlichste Gründe an, warum sie es nicht schaffe, einen Termin zu vereinbaren. Die Therapeutin griff diese passive Verweigerung auf, indem sie sagte: »Ich hatte Ihnen vorgeschlagen, sich um eine mögliche Entlastung durch ein Antidepressivum zu kümmern, aber irgendetwas steht dem im Wege. Könnte es sein, dass Sie meine Idee gar nicht teilen?«

### *Weiterer Verlauf der Elternarbeit mit Melanies Mutter*

Nach Melanies Klinikentlassung und nach dem ersten Gespräch mit Melanie, ihrer Mutter und dem Stiefvater zog sich der Stiefvater zurück und lehnte jede weitere Mitarbeit ab. Offensichtlich fühlte er sich von Melanie, die deutlich anklagend ihr Gefühl von Benachteiligung durch ihn vortrug, sehr angegriffen und vor der Therapeutin »öffentlich« bloßgestellt. Der Therapeutin war es in dieser ersten Begegnung nicht gelungen, ein für alle Beteiligten ausreichendes Containment bereitzustellen sowie eine (interpersonell technisch neutrale) Position zwischen den drei Familienmitgliedern so einzunehmen, dass jeder sich genügend sicher und verstanden hätte fühlen können. Schon in der Eingangsszene zeigte sich eine zentrale Problematik dieser Patchworkfamilie, nämlich die Schwierigkeit triadische Konstellationen und negative Gefühlsäußerungen zu tolerieren.

Die Mutter nahm deutlich widerstrebend an den Gesprächen in der folgenden Diagnosephase von Melanie teil. Die Therapeutin sprach dies zügig an und sie konnte mit der Mutter klären, dass sie sich sehr unter der Kontrolle des Jugendamts fühlte, das auf eine Therapie für Melanie drängte. Im Weiterem wurde aber deutlich, wie sehr sich die Mutter von Melanie unter Druck gesetzt fühlte, sich stets auf ihre Seite und gegen den Stiefvater zu stellen. So habe sie, die Mutter, auch Melanies Suizidversuch als »gemeine Erpressung« und Zerstörung ihrer Familiensicherheit erlebt. Schließlich berichtete die Mutter, dass sie sich wegen Melanie schon aus der Beziehung zu Melanies Vater habe lösen müssen, der ihre große Liebe gewesen sei.

### *Vorgeschichte der Mutter von Melanie*

Die Therapeutin gewann nach den getrennten Gesprächen mit Melanie und ihrer Mutter folgendes Bild: Die frühe Familiengründung der Mutter mit Melanies Vater, der aus einem nordafrikanischen Land kam, war auch als Protest der Mutter gegenüber den hohen Leistungserwartungen, vor allem seitens ihres gutbürgerlichen Elternhauses, zu verstehen. Gleichzeitig ergab sich durch ihre Heirat mit Melanies Vater ein Bleiberecht für ihn in Deutschland. Melanies Eltern gingen keinem Gelderwerb nach, lebten von Sozialhilfe in häufig wechselnden großen Wohngemeinschaften mit vielen anderen Kindern, zumeist in leerstehenden Bauernhöfen im ländlichen Umfeld. Mit der Einschulung fiel Melanie durch ihr aggressives, dominierendes und gleichzeitig emotional unbeteiligtes Verhalten auf. Sie wurde auf Druck der Schule dem Jugendamt vorgestellt. Die Sozialarbeiter des Jugendamts stellten eine schwere emotionale, soziale und körperliche Vernachlässigung fest. Durch diesen nun öffentlichen Druck vom Jugendamt und der Schule kam es zum Zerwürfnis zwischen dem Elternpaar. Die Mutter zog – aus ihrer Sicht erzwungenermaßen – mit Melanie in eine große Stadt, der Vater blieb zurück, da er den Druck der Behörden einfach ignorieren wollte. Der Kontakt zu ihm verebbte nach kurzer Zeit. Die Mutter lernte sehr bald Melanies späteren Stiefvater kennen, einen wohlhabenden Geschäftsmann, dessen Eltern aus der Türkei nach Deutschland gekommen waren. Er war von seiner ersten Ehefrau für einen anderen Mann verlassen worden, was ihn zutiefst gekränkt hatte. Melanies Mutter schien sich dem streng kontrollierenden Mann gegenüber zugunsten einer finanziellen Absicherung unterworfen zu haben. Das Gleiche erwartete sie von Melanie, die aber ständig gegen diese Kontrolle protestierte und sich von ihrer Mutter im Stich gelassen fühlte.

Nach der Geburt des Halbbruders, dem ersehnten Sohn ihres Stiefvaters, litt Melanies Mutter an einer postpartalen Depression, von der sie sich bisher nicht erholt hat. Hinzu kam, dass die Geschäfte des Stiefvaters, die aus Melanies Sicht mehr illegal als legal waren, plötzlich einbrachen. Die Mutter schien dies zu verleugnen, so als gäbe es keine finanziellen Sorgen durch riskante Geschäfte des Stiefvaters.

Während Melanie sich intensiv auf ihre Therapie einließ, kam eine kontinuierliche Arbeit mit der Mutter, die sich ganz auf die Seite von Melanies Stiefvater stellte, nicht zustande. Dadurch erhoffte sie sich die Absicherung ihres eigenen Lebensunterhalts. Die Absicherung der Zukunft ihrer Tochter, deren Entwicklung sie fast teilnahmslos an sich vorüberziehen ließ, war ihr gleichgültig. Hier zeigte sich eine Wiederholung der Erfahrung von Melanies Mutter mit ihren eigenen Eltern. Diese brachen den Kontakt zu Melanies Mutter nach deren Heirat ab.

Bei der Planung der Elternarbeit wurde das erkennbare passiv-destruktive Verhalten der Mutter gegenüber Melanies Therapie wie auch gegenüber der Elternarbeit zugrunde gelegt. Deswegen wurden Elterngespräche zunächst nur in größeren Abständen vereinbart, um Melanies Therapie abzusichern. Insgesamt musste der Loyalitätskonflikt von Melanies Mutter beachtet werden, die immer eher auf der Seite ihres Ehemanns als auf der ihrer Tochter stand. Tatsächlich konnte die Mutter die autonomen Entwicklungsschritte von Melanie – vermutlich vor dem Hintergrund ihres eigenen Protestverhaltes gegenüber ihren eigenen

Eltern – gut tolerieren. Melanie konnte von ihrer Therapie sehr profitieren. Im zweiten Therapiejahr zog Melanie im Einverständnis mit ihrer Mutter und ihrem Stiefvater in eine betreute WG. Damit beendete die Mutter die Elternarbeit.

## Die Elternarbeit mit Julias Eltern

### *Anlass des Kommens*

Die Mutter meldete Julia, 13 Jahre, wegen verschiedenster psychosomatischer Beschwerden wie Kopf- und Bauchschmerzen verbunden mit Übelkeit und sehr häufigen Infekten an. Zum ersten Gespräch erschienen beide Elternteile mit Julia. Die Mutter berichtete, dass Julia häufig Ohnmachtsanfälle habe, die Julia als belastend und beunruhigend erlebe. Der Vater äußerte sich im ersten Gespräch kaum, schien aber emotional durchaus beteiligt. Auf Nachfragen beschrieb Julia, dass sich ihre Erkrankungen seit der Umschulung aufs Gymnasium deutlich verschlimmert hätten. Beide Eltern schienen sehr besorgt um Julia.

### *Vorgeschichte von Julias Eltern*

In den diagnostischen Gesprächen, zu denen immer beide Eltern erschienen, erfuhr die Therapeutin, dass der Vater kurz nach Julias Geburt einen selbstverschuldeten schweren Arbeitsunfall gehabt hatte. Wochenlang hatte die Mutter um sein Leben gebangt, die meiste Zeit bei ihm im Krankenhaus verbracht und Julia deren Großmutter überlassen. Der Unfall und der damit verbundene Arbeitsausfall des Vaters hatte die Familie in finanzielle Not gebracht, sodass die Mutter sehr bald wieder hatte arbeiten müssen. Vor allem die Mutter machte sich schwere Vorwürfe, Julia damals sehr vernachlässigt zu haben. Der Vater litt stark an der Schuld seines Unfalls. Nach langer Krankschreibung fand der Vater nicht zurück in seine Arbeit, er begann zu trinken, was zum einem zu sehr viel Streit zwischen Julias Eltern führte, zum anderen zu einer Allianz zwischen Mutter und Tochter, aus der der Vater zunehmend ausgeschlossen war. Wegen des Alkoholkonsums trennte sich die Mutter vom Vater, als Julia acht Jahre alt war. Der Vater machte einen Entzug, begann eine Umschulung und fand nach deren Abschluss eine Arbeit. Über Julia waren die Eltern immer im

Kontakt geblieben und als Julia zwölf Jahre war, zogen sie wieder zusammen.

### *Fehlende triadische Kompetenz (s. a. Kap. 10.6.2)*

Beide Elternteile saßen der Therapeutin gegenüber. Die Mutter begann und berichtete recht aufgebracht über das morgendliche Drama, dass Julia nie aufstehe, dass sie alle paar Minuten ins Zimmer renne. Nach ein paar Malen werde sie so wütend, schreie Julia an, dass es ihr völlig egal sei, ob sie zur Schule gehe oder nicht.

Der Vater saß während dieser Erzählung fast unbeteiligt daneben, während sich seine affektiv aufgebrachte Frau an die Therapeutin wandte. Hier entstand keine Triade. Die Therapeutin wandte sich daher an den immer noch schweigenden Vater und fragte, was er von dieser Szene halte. Der Vater meinte dazu, ihn nerve dieses Theater zwischen seiner Frau und der Tochter; er halte sich da heraus. Die Therapeutin griff auf, dass es hier gerade genauso gewesen sei: Sie und die Mutter hätten geredet, während er sich zurückgezogen habe; dabei sei doch seine Sicht genauso von Bedeutung. Dann wollte die Therapeutin wissen, ob er sich ein anderes Vorgehen beim Wecken vorstellen könne, denn beiden Eltern sei es ja sehr wichtig, dass Julia zur Schule gehe.

In dem oben dargestellten Gespräch hätte die Therapeutin zum Vater sagen können:

> »Ich denke gerade darüber nach, was wohl in Julia vorgehen mag. Sie haben mir gerade berichtet, dass Julia unbedingt einen guten Schulabschluss schaffen möchte. Trotzdem bleibt sie im Bett liegen und geht wieder nicht zur Schule. Was meinen Sie, wieso steht sie nicht auf?«

### *Verlauf der Elternarbeit*

Die Auswertung der Gespräche mit beiden Eltern hinsichtlich des Elternniveaus und ihrer Elternkompetenz zeigte, dass die Eltern nach einer schweren Krise der Familien- und Paarsituation über eine durchaus reife Elternkompetenz und ein gutes Funktionsniveau verfügten. Insofern hatte sich während der Diagnostik herausgestellt, dass dieses Elternpaar nicht in die hier beschriebene Elterngruppe mit einem geringen Funktionsniveau und geringer Elternkompetenz einzuordnen war. Bei Julia wurde lediglich eine Adoleszentenkrise diagnostiziert, aber keine Persönlichkeitsstörung festgestellt.

In den Elterngesprächen konnte sich der eher zurückhaltende und ruhige Vater zunehmend einbringen. Die temperamentvolle Mutter kam fast immer mit vielen Fragen und eigenen Überlegungen zu Julias Problemen, zur Krise in der Partnerschaft und Familie. Beide nutzten die Elterngespräche vor allem dafür, ihre Angst vor der Loslösung der Tochter zu bearbeiten. Die Eltern konnten mithilfe der Elterngespräche Julias Zerrissenheit zwischen Autonomiewünschen und Trennungsängsten verstehen und tolerieren lernen. Ihre wachsende triadische Kompetenz half ihnen, Julia als eine von ihnen getrennte Person wahrzunehmen und zu respektieren.

Der Vater nahm im Verlauf der Behandlung von Julia bzw. der Elterngespräche eine eigene Therapie in Anspruch, da er bemerkte, dass er den Unfall mit allen daraus entstandenen Folgen noch nicht verarbeitet hatte und sich immer wieder in Selbstbezichtigungen von Schuld und auch Selbstmitleid zurückzog. Die Mutter entschied sich für eine Weiterqualifizierung in ihrem Beruf, die sie sehr ausfüllte.

# Die AutorInnen

*Irma Gleiss*, Dr. phil. Dipl.-Psych., Jg. 1945, ist Psychoanalytikerin, Lehranalytikerin und war bis vor Kurzem in eigener Praxis tätig. Mitgliedschaften: Institut für Psychotherapie Berlin, DPG, DGPT, International Society for Transference Focused Psychotherapy (ISTFP). Die Schwerpunkte ihrer Forschung und ihrer Publikationen sind soziale Epidemiologie, soziale Psychiatrie, und Geschichte der Psychoanalyse.

*Gabriele Kehr*, Dipl.-Psych., Jg. 1945, ist Psychoanalytikerin und Psychotherapeutin für Kinder, Jugendliche und Erwachsene. Sie ist in eigener psychoanalytisch-psychotherapeutischer Praxis sowie als Lehranalytikerin, Supervisorin und Dozentin tätig. Mitgliedschaften: Institut für Psychotherapie Berlin, DPG, DGPT, International Society for Transference Focused Psychotherapy (ISTFP), Adolescent TFP Committee of the ISTFP. Schwerpunkt ihrer Publikationen sind Arbeiten über Persönlichkeitsstörungen des Erwachsenen- und Jugendalters.

*Werner Köpp*, Priv.-Doz. Dr. med., Jg. 1949, ist Facharzt für Psychosomatik und Psychotherapie, Psychoanalytiker, Lehranalytiker und Facharzt für Innere Medizin. Er ist in eigener psychoanalytischer Praxis sowie als Lehrbeauftragter an der IPU Berlin tätig. Mitgliedschaften: Institut für Psychotherapie Berlin, DPG, DGPT, International Society for Transference Focused Psychotherapy (ISTFP). Seine Forschungsschwerpunkte sind Essstörungen, Ausbildungsfragen, und Persönlichkeitsstörungen.